W0460631

Inhaltsverzeichnis

Abkürzungen

1 MSP = Messerspitze
1 TL = Teelöffel
1 EL = Esslöffel
1 l = 1 Liter
Min. = Minuten
Std. = Stunden
ca. = circa
evtl. = eventuell
TO = Twist-off-Glas
1 Prise = geringe Menge zwischen zwei Fingern
🌴 = Mahlzeiten für unterwegs
°C = Grad Celsius

Vorwort

Mehr denn je werden Überernährung und Übergewicht ein volkswirtschaftliches Problem. Unzählige Diäten füllen die Zeitschriften jedes Frühjahr aufs Neue. Bislang haben sich viele mit „Diäten" beschäftigt. Kalorien oder Punkte gezählt, sich tausende Diätkochbücher angeschafft. Aber diese landen nach einiger Zeit – manchmal sogar ungelesen – im Bücherregal. Und auf geht's, zur nächsten Diät. Eine gewisse Zeit hält man sich daran. Und dann verfällt man doch wieder in alte Gewohnheiten und was folgt, ist der „Jojo Effekt".

Wir in der VillaVita, Zentrum für ganzheitliche Medizin, beschäftigen uns stattdessen schon lange mit dem Stoffwechsel anstatt mit den Kalorien. Das Metabolic Programm trifft dabei genau des Pudels Kern. Endlich essen wir nur noch, was uns wirklich bekommt und fühlen uns fit und gesund dabei. Der teilweise immense Gewichtsverlust ist dabei fast als positive Nebenwirkung zu sehen. Endlich bekommt der Körper, was er wirklich braucht, um gut zu funktionieren und um nicht wieder in „alte Muster" zu verfallen.

Das Stoffwechselprogramm Metabolic Balance gibt uns individuelle Informationen darüber, was jeder Einzelne von uns an Nährstoffen braucht. Deswegen ist dies keine Diät sondern eine Stoffwechsel-Regulierung.

Dieses Kochbuch war schon in seiner 3. Auflage eine wunderbare Hilfe, um den Einstieg in Ihren persönlichen Ernährungsplan leicht und abwechslungsreich zu gestalten.

Durch die 4. erweiterte Auflage gibt es eine noch größere Auswahl an Rezepten mit gesunden vollwertigen Nahrungsmitteln, Kräutern und Gewürzen und es entstehen Abwechslung und Vielfalt auf dem Teller. Mit diesen Rezepten ohne viel Aufwand fällt es leicht, „gesunde Gewohnheiten" anzunehmen und dem Stoffwechsel, für den Rest eines gesunden Lebens, zu geben, was er braucht.

Dr. med. Gerhard Otto – Martina Heinrichsen
www.villavita-essen.de

Regeln für eine optimale Ernährung

Regelmäßig drei Mahlzeiten am Tag, lernen Sie zu frühstücken! Zwischen den Mahlzeiten mindestens 5 Stunden Pause.
Nach 21 Uhr, besser nach 19 Uhr, nichts mehr essen.

Eiweiß zuerst! Der erste Bissen jeder Mahlzeit muss Eiweiß sein. Das signalisiert den Verdauungsorganen und Drüsen (allen voran der Bauchspeicheldrüse), welche Enzyme jetzt gebraucht werden. Diese Regel ist so wichtig, dass man sie sein Leben lang einhalten soll.

Eiweiß wird am besten verwertet, wenn man nur eine Sorte zu einer Mahlzeit isst: Entweder Fleisch *oder* Geflügel *oder* Fisch *oder* Käse *oder* Milch *oder* Joghurt *oder* Ei *oder* Pilze *oder* Tofu *oder* Hülsenfrüchte *oder* Sprossen *oder* Körner. So entstehen keine Eiweißabfälle, die zu Übersäuerung und Verschlackung führen. Alte Schlacken können zügig abgebaut werden. Pro Tag werden drei unterschiedliche Sorten Eiweiß gegessen, so sind Vielfalt und Abwechslung gewährleistet.

Gemüse wird fettfrei in wenig Salzwasser bissfest gedünstet. Maximal drei Obstsorten täglich: Ein Apfel am Tag muss sein. Obst möglichst frisch und ungesüßt.

Viel trinken: Viel Wasser – man kann es auch warm / heiß trinken. Etwas Salz ins Wasser unterstützt den Kreislauf, denn man soll pro Tag 1 TL Salz – ca. 5 g – zu sich nehmen. Zusätzlich drei Tassen Kaffee plus drei Tassen Tee pro Tag, beides ohne Zusätze.

Kartoffel, Nudeln, Reis, Brot, Kuchen, Müsli werden als zu stärkehaltige Lebensmittel ganz weggelassen. Stattdessen nur wenig reines Roggenknäckebrot.

Individuelle Ernährung nach Plan

In der strengen Phase (14 Tage) wird ein neues Essverhalten eingeübt, bei dem sich jeder ganz genau an seinen Ernährungsplan halten muss. Was auf dem Plan steht, darf und soll gegessen werden. Diese Nahrungsmittel enthalten genau die Stoffe, die dieser Stoffwechsel braucht, um wieder ins Gleichgewicht zu kommen.

Wenn sich der Stoffwechsel mit der Zeit optimal einstellt, werden die Selbstheilungskräfte unterstützt. Das garantiert nur der persönliche Plan, der anhand von individuellen Angaben und Blutwerten ermittelt wird.

Genau abwiegen

In jedem Plan sind die genauen Mengenangaben in Gramm pro Person angegeben. Eiweiß und Gemüse sind als Anteile optimal aufeinander abgestimmt. Deswegen ist es wichtig, dass sich jeder ganz genau an seine Grammvorgaben hält.

Die Mengenangaben bei Eiweiß und Gemüse verändern sich im Tageslauf. Morgens ist die kleinste Mahlzeit, damit der Motor gut in Schwung kommt. Mittags ist die Mahlzeit etwas umfangreicher. Die Abendmahlzeit ist am gewichtigsten, wegen der langen nächtlichen Essenspause. Der Stoffwechsel arbeitet in der Nacht anders. So werden fettreiche Lebensmittel, z. B. fetter Fisch wie Lachs und Forelle, abends besonders gut verwertet.

In allen Rezepten wird auf Mengenangaben bewusst verzichtet. Wenn man für mehrere Personen kocht, geht man allgemein davon aus, dass man abends durchschnittlich 150 g Gemüse und 120-150 g Fleisch oder Fisch, ca. 100 g Käse pro Person braucht. Zum Mittagessen gibt es ca. 10 % weniger. 2 Eier pro Person sind für eine Mittag- oder Abendmahlzeit ausreichend.

Alle Mengenangaben im Plan beziehen sich auf rohe Ware. Wenn man gegartes oder gefrorenes Gemüse abwiegt, kann man 10 g mehr pro Portion rechnen, denn der Wassergehalt verändert sich beim Kochen oder Einfrieren etwas.

Mengenangaben für Hülsenfrüchte beziehen sich auf getrocknete Ware. Diese ergeben gekocht das doppelte Gewicht. So kann man auch Linsen, Bohnen und Kichererbsen aus Dose oder Glas verwenden oder eine größere Menge Hülsenfrüchte vorkochen und in Portionen einfrieren.

Gesunde Mengen für Nahrung

Die Hälfte des eigenen Körpergewichts reicht aus, um den Körper in einem Monat mit fester Nahrung zu versorgen. Für einen 70 kg schweren Menschen sind das 35 kg ±10 %, also 32-38 kg. Die Tagesmenge liegt dabei im Schnitt bei 1200 g. Eine optimale Zusammenstellung der Nahrung bietet ein individueller Ernährungsplan. Doch auch jeder andere Mensch, der seine Gesundheit unterstützen will, kann sich danach einrichten. Die Hälfte der Nahrung soll aus Gemüse und Obst bestehen. Die andere Hälfte soll aus hochwertigem Eiweiß, Fett und Kohlenhydraten bestehen. Höchstens 200 g sollten Kohlenhydrate sein.

Gesunde Fette

In den ersten beiden Wochen einer Stoffwechselumstellung werden alle Rezepte ohne zusätzliche Fette zubereitet. Danach gehören gesunde Öle und Fette wieder dazu. Nun kann beim Braten die Pfanne mit Öl eingepinselt werden. Der Geschmack gewinnt dadurch enorm, denn Fett ist ein natürlicher Geschmacksverstärker.

ind Öl entwickeln Kräuter ihr volles Aroma. Getrocknete Kräuter können bis zu 20 Minuten in der Salatsoße ziehen, um ihr Aroma zu entfalten. Frische Kräuter sollten sofort ins Öl gerührt werden, damit ihre Geschmacksstoffe sich damit verbinden. Dem Gemüse gibt man kalt geschlagenes Öl erst nach dem Kochen zu. Nur Möhren sollten schon ein wenig Fett während des Garens bekommen. [1]

Rapsöl und Kokosfett sind hervorragend zum Braten geeignet, wenn etwas kross werden soll. Der starke Kokosgeschmack löst sich auf, wenn Kokosfett erhitzt wird. Will man den Geschmack erhalten, so darf man das Fett erst an die fertige heiße Speise geben. Olivenöl passt wunderbar zu Salat und Gemüse, ich verwende es am meisten, doch Rapsöl ist geschmacksneutral, was vielen Menschen besser gefällt. Leinöl in Verbindung mit Milchprodukten entfaltet eine starke gesundheitliche Wirkung. Kürbiskernöl und Walnussöl werden sparsam verwendet. Sie geben einem Gericht eine besondere Geschmacksnote.

Variationen

Nach einiger Zeit kann man vielen Rezepten einen anderen Geschmack geben, wenn man mit Wein anstatt mit Wasser kocht. Die milde Säure des Weins kann Gemüse, Suppen, Fleisch und Fisch verfeinern. Der Alkohol spielt in diesem Fall keine Rolle, da er beim Kochen schnell verdampft.

---

[1] *aktiv 3 plus 6* von www.alvia.de

Eiweißgruppen und ihre Verwendung

Eine Stoffwechselregulation ist darauf abgestimmt, dass überschüssiges Körperfett und Schlacken abgebaut werden und sich der Wasserhaushalt normalisiert. Muskelgewebe wird durch diese Ernährung nicht abgebaut, unabhängig davon, ob man sich viel oder wenig bewegt.

Die erlaubten Eiweißsorten sind nach ihrer biologischen Wertigkeit ausgesucht und enthalten die acht lebenswichtigen Aminosäuren in einer gut verwertbaren Form.

Der Mensch braucht täglich 1/1000 seines Körpergewichts an Eiweiß. Jede Verschiebung dieser natürlichen Verhältnisse ist eine Belastung für die gesunden Funktionen des gesamten Organismus. Alles mehr an Nahrung belastet den Stoffwechsel und führt unter anderem zu Übergewicht.

Wer z. B. 70 kg wiegt, braucht 70 g Eiweiß pro Tag, um den Baustoffwechsel optimal zu versorgen. In einem Ei von 60 g sind rund 8 g Eiweiß enthalten. Milch und Joghurt enthalten ca. 3 % und Käse 11-30 % Eiweiß. In Fleisch, Geflügel und Fisch sind im Durchschnitt 15-20 % Eiweiß.

Um die Wahl der Mahlzeiten zu erleichtern, sind alle Rezepte nach Eiweißsorten sortiert. Innerhalb der Eiweißsorten sollten nur die gewählt werden, die auf dem persönlichen Plan stehen.

Obst – eine runde Sache

Viele Teilnehmer essen ihr Obst als Nachtisch. Obst wird nicht gemischt. Es gibt zu jeder Mahlzeit nur eine Sorte. Diese kann allerdings nach Geschmack auch zum Salat, Gemüse oder Eiweiß dazugegeben werden. So können viele der Rezepte geschmacklich anders zubereitet werden. Nur darf man die wichtige Regel nicht vergessen: Der erste Bissen soll Eiweiß sein! Jeder soll pro Tag einen Apfel essen.

Wer noch ein oder zwei Obstportionen zusätzlich essen darf, kann das tun. Doch dieses Obst ist – ebenso wie Knäckebrot – eine Möglichkeit, auf die man auch verzichten kann.

In der kalten Jahreszeit kann man auf ungezuckertes tiefgekühltes Obst zurückgreifen, das man am Abend vorher auftaut. Wenn man nichts anderes bekommt, ist es besser, zwei unterschiedliche Sorten Äpfel pro Tag zu essen. Wenn auf dem Plan bei einer Mahlzeit Obst steht (Joghurt) dann darf kein Gemüse gegessen werden.

Wer Hautprobleme hat oder während der Stoffwechselregulierung vermehrt bekommt, sollte mit Obst vorsichtig umgehen. Die Fruchtsäuren lösen dann schneller Schlackenstoffe, als der Organismus sie entsorgen kann. Da ist es besser, nur einen Apfel am Tag zu essen und vorübergehend statt der anderen Obstportionen eine Vitamintablette zu nehmen.

Apfel: Ein Apfel am Tag muss sein. Er liefert wichtige Vitamine, Mineral- und Ballaststoffe. Die wertvollsten Stoffe befinden sich direkt unter der Schale. Bei bestehenden Apfelallergien sollte man Golden Delicius, Granny Smith oder Jona Gold meiden und stattdessen vorsichtig Sorten wie Boskop, Jamba, und Gloster probieren. Wenn man den Apfel geschnitten und geschält liegen lässt, verringern sich durch das Braunwerden Allergene. Den höchsten Vitamin-C Gehalt haben: Braeburn, Roter Berlepsch, Pilot, Ontario, Goldparmäne und Roter Boskoop.

Mango, Ananas und Papaya enthalten viele wichtige Enzyme, die unseren Stoffwechsel ankurbeln. Besonders unterstützen sie die Fettverbrennung. Frische Mangos reifen in Zeitungspapier nach.

Es gibt auch Ananas und Mango als reine Trockenfrucht in Kugeln oder als knusprige Chips. Mango- und Ananaskugeln und Chips dürfen auch in der strengen Phase als Obst eingesetzt werden. 160 g frische Mango entsprechen ca. 50 g Mango das sind 4 Kugeln. Eine 40-g-Packung Chips entspricht einer Obstportion.[2]

Papaya wird unreif geerntet und reift ohne Sonne nicht richtig nach. Die Früchte sollten mindestens zur Hälfte gelb sein, wenn man sie kauft und dann umgehend gegessen werden. Papaya wirkt antibakteriell. Papaya gibt Salaten oder Fleisch- und Geflügelgerichten eine exotische Note. Papaya sollte nicht mit gekocht werden, sondern am Schluss zugefügt werden. Die Kerne enthalten Senföl und Papain

[2] Alles bei www.alvia.de

und vertreiben Darmparasiten. Sie können mitgegessen werden. Mann kann die Kerne zu Quark oder Hüttenkäse geben, sie schmecken scharf wie frische Kresse. Man kann sie auch in Salzwasser einlegen und wie Pfefferkörner oder Kapern zu Salat oder Gemüse nutzen. [3]

Zitrone oder Zitronensaft ist Obst und damit Nahrung. Dem Trinkwasser zwischen den Mahlzeiten soll keine Zitrone zugesetzt werden. Wenn Zitrone zum Essen (Salat, Fisch oder Wasser) genommen wird, gibt es kein weiteres Obst mehr zu dieser Mahlzeit. Bei Balsamico entsteht dieses Problem nicht. Ich verwende gerne Ascorbinsäure, denn das Vitamin-C verbessert die Aufnahme von Eisen und Zink.

Gemüse – die unendliche Vielfalt

Anders als beim Eiweiß darf und soll Gemüse gemischt werden. Weißes Gemüse wie Sauerkraut, Pastinake, Weißkohl oder Chicorée vertragen rote Zutaten wie rote und gelbe Paprika, Möhren, Rote Bete, Radieschen oder Tomaten. Kräftige grüne Kräuter und Wildkräuter oder Gurken sorgen ebenfalls für eine farblich gute Mischung. Mit Gewürzen wie Paprika, gelbem oder grünem Curry oder Kurkuma verleiht man Speisen eine farbintensive und schmackhafte Note. Farben sind nicht nur eine Wohltat für die Augen, sondern tragen auch zur Vielfalt der Inhaltsstoffe bei.

Gemüse sollte man möglichst unzerteilt und nur kurz unter fließendem Wasser waschen, um möglichst viele Nährstoffe zu erhalten. Anschließend sofort dünsten oder mit Marinade mischen.

Kohl, Kraut und Wildgemüse: Kohl hat eine stark entgiftende Wirkung. Als Rohkost oder Sauerkraut stärken die enthaltenen Senföle das Immunsystem. Weiße oder helle Kohlsorten wie Chinakohl, Spitzkohl, Weißkohl und Sauerkraut sind eine gute Basis für gemischte Gemüse und Salate. Grundsätzlich mische ich Gemüse so, wie es gerade wächst oder vorrätig ist. Dabei lassen sich immer wieder neue Kombinationen entdecken. Grüne und gehaltvolle Wildgemüse lassen sich gut mit hellem Kohl und Kraut kombinieren.

---

[3] Bioware bei www.passion4fruit.com

Wildgemüse gibt es reichlich an Wald- und Feldrändern. Man kann sie bei Spaziergängen mühelos ernten. Meine liebsten Wildgemüse zum Dünsten sind: Taubnessel, Giersch (Geißfuß), Brenn Nessel, Melde, Bärenklau und Beinwell. Wenn man diese Pflanzen einmal kennt, entdeckt man sie überall.

Ich nutze viele Wildkräuter frisch zu Salat: Scharbockskraut, Sauerampfer, Schafgarbe, Löwenzahn, Gänseblümchen, Kresse, Giersch, Knoblauchrauke, Wegerich, Hederich, wilden Senf und noch vieles mehr aus Wald und Wiese.

Dekorative essbare Blüten wachsen in vielen kleinen Hausgärten, die gut gepflegt und nicht chemisch gespritzt werden. Nicht nur Gänseblümchen, Kapuzinerkresse, Ringelblumen, Rosen, Taglilien, Löwenzahn, Huflattich, sondern auch Glockenblumen, Mohnblumen, Margeriten und Astern zählen zu den essbaren Blüten. Sie geben jedem Gericht eine besondere Note.

Tiefkühlgemüse oder Obst erhalten die ursprünglichen Vitamine optimal. Bis zu einem Jahr gibt es beim Vitamin-C-Gehalt nur einen Verlust von 20%. Sogenanntes frisches Gemüse, ein bis zwei Tage im Kühlschrank gelagert, weist dagegen einen Verlust von 40% auf, der mit jedem Tag Lagerung rapide zunimmt.

Avocado ist als Gemüsefrucht eine Ausnahme, da sie sehr fetthaltig ist. Bei Avocado sind 80 g pro Tag erlaubt. Das restliche Gewicht wird jeweils mit anderen Gemüsesorten aufgefüllt.

Oliven sollte man nach Geschmack verwenden. Sie können klein gehackt Salate und andere Speisen würzen. Dadurch entsteht eine geschmackliche Abwechslung.

Zwiebel, Knoblauch und Schnittlauch: Alle Zwiebelgewächse und Knoblauch sollte man nur in kleinen Mengen und möglichst roh essen, damit die wertvollen schwefelhaltigen Verbindungen nicht zerstört werden. Man kann sie auch in der heißen Speise ziehen lassen. Es ist wichtig, vorsichtig auszuprobieren, ob man Knoblauch oder Zwiebeln verträgt, auch wenn im persönlichen Plan beides erlaubt ist.

Pastinake oder Rote Bete: Pastinaken sind weiß und sie werden wie Möhren zubereitet. Man kann Pastinake in dünnen Scheiben in der

Pfanne braten, Vorsicht sie garen sehr schnell. Rote Bete sollten erst nach dem Kochen geschält werden. Sie können roh in den Salat gerieben werden mit Kohl zu Suppe (Bortsch) gekocht werden oder milchsauer eingelegt werden.

Topinambur muss man sehr gründlich bürsten und nicht schälen. *Gebraten*: Grob gerieben oder in dünnen Scheiben mit viel Zwiebeln und kräftig gesalzen – aber nicht zu lange braten.
Gedünstet: Halb Möhren und halb Topinambur in mundgerechte Stücke schneiden, in Salzwasser bissfest dünsten. Ein mildes, etwas süßes Gemüse, das durch viel Petersilie oder Giersch seinen Pfiff bekommt.
Püriert: Topinambur ca. 20 Min. in Gemüsebrühe kochen und mit dem Pürierstab entweder zu einer sämigen Suppe oder zu einem Püree verarbeiten. Muskat, Zwiebeln und grüne Kräuter passen dazu.
Wie Pellkartoffeln: Nicht zu lange kochen, sie werden sonst zu Brei.

Bitterstoffe sind gesund

Schon Hildegard von Bingen wusste, dass Bitterstoffe unsere Schleimhäute (z. B. im Atem- und Verdauungstrakt) aktivieren und sie straff und gesund erhalten. Leber, Galle, Lymphdrüsen und Bauchspeicheldrüse werden durch Bitterstoffe sanft unterstützt. Gleichzeitig nehmen Bitterstoffe die Lust auf Süßes und lassen uns schneller satt werden. Deswegen sollten Lebensmittel mit Bitterstoffen täglich mit verwendet werden.

Früher hatten viel mehr Gemüsesorten bittere Anteile. Leider wurden diese aus geschmacklichen Gründen weggezüchtet. Unser Körper braucht die bitteren Stoffe, die zu den sekundären Pflanzenstoffen gehören. Deswegen sollte man nicht den Kern von Chicorée wegschneiden oder bittere Salate meiden, sondern vermehrt einbeziehen. Auch ist es hilfreich bittere Kräuter zu nutzen, denn bei den sekundären Pflanzenstoffen wirken schon geringe Mengen. Zu den bitteren Kräutern gehören unter anderem: Kümmel, Gewürznelke, Zimt, Kardamom, Koriander, Fenchel, Lavendel, Majoran, Oregano, Schafgarbe, Löwenzahn und Brenn Nessel.

Wertvolle Inhaltsstoffe

Nur Pflanzen sind fähig, anorganische Mineralstoffe in organische, für uns verfügbare, Mineralstoffe umzuwandeln. Im Gegensatz zum modernen Menschen geht die Natur langsam, beständig und sanft vor. Mensch und Wildpflanze sind optimal aufeinander abgestimmt und aneinander angepasst. Dabei spielen die Sortenvielfalt und der jahreszeitliche Wechsel eine große Rolle.

Je unnatürlicher eine Pflanze wächst (im Gewächshaus mit Nährlösung), desto weniger kann sie die Stoffe bilden, die wir brauchen. Gezüchtetes Obst und Gemüse enthalten wesentlich weniger Vitamine als noch vor 10 Jahren. Wildkräuter, wilde Gemüsesorten und wild wachsende Früchte oder gut gepflegte Kräuter und essbare Zierpflanzen (Blumen) können diesen Mangel auf natürliche Art ausgleichen oder ihn vorbeugen.

Bis zu 100.000 sekundäre Pflanzenstoffe, die licht- und hitzeempfindlich sind, sind in Wildkräutern, Blumen, Blüten, Wildgemüsen und Gewürzkräutern enthalten. Man erkennt dies an der Geschmacksvielfalt dieser Pflanzen. Die Natur hat im Lauf von großen Zeiträumen ihre für uns so wichtigen LEBENSMITTEL den wechselnden Bedingungen angepasst und ist vielseitiger ausgestattet, als es jede noch so gute Apotheke es sein könnte.

Dünsten „al dente“: Um möglichst viele Vitamine und Mineralstoffe im Gemüse zu erhalten, dünste ich grundsätzlich in wenig Salzwasser oder in Gemüsebrühe ohne Stärke und Bindemittel[4]. Durch das Salz (auch in der Gemüsebrühe) bleiben die Mineralstoffe im Gemüse. Gemüse ist noch knackig, wenn die ersten aromatischen Gerüche aus dem Kochtopf aufsteigen. Dann sind die Zellwände gerade aufgeplatzt und die meisten Vitamine noch nicht "abgedampft".

Grüne Bohnen oder Wachsbohnen müssen mindestens 15 Minuten gekocht werden, um die giftigen Inhaltsstoffe zu entfernen. Je größer man Gemüse schneidet, desto länger braucht es zum Garen. Tiefgefrorenes Gemüse braucht ebenfalls etwas länger.

Aufläufe und Aufwärmen: Aus Gemüse und Ei oder Gemüse und Käse lassen sich leckere Aufläufe zubereiten. Mir ist es meistens zu schade, das Gemüse ein zweites Mal zu erhitzen und den Verlust an Nährstoffen hinzunehmen. Ich koche Gemüse oft für mehr als eine

[4] Zum Beispiel von www.alvia.de

Mahlzeit. Doch ich erwärme es selten wieder, sondern verwende es kalt als Beilage oder zum Salat. Blumenkohl und Brokkoli lassen sich gut kalt essen. Kalten Weißkohl kann man zu Salat verarbeiten und das ist auch mit vielen anderen Gemüsesorten möglich.

Milchsaure Lebensmittel beeinflussen die Darmflora vorteilhaft und schützen den Dickdarm. In milchsauren Lebensmitteln sind die Kohlenhydrate weitgehend abgebaut, deswegen sind sie bei einer Stoffwechselregulation besonders sinnvoll. Bei der Milchsäuregärung handelt es sich um eine der ältesten Methoden, um frische Lebensmittel haltbar zu machen. Vitamin B 12 entsteht während der Gärung. Milchsaure Bohnen sollte man 15 Minuten kochen. Alles andere milchsaure Gemüse, besonders Sauerkraut, ist gehaltvoller, wenn es nicht gekocht, sondern nur kurz erwärmt wird.

Roggenknäckebrot oder Roggenbrot

Die Ballaststoffe des Roggens senken den Insulinspiegel im Blut mehr als andere Getreidesorten. Außerdem enthält Roggen sekundäre Pflanzenstoffe in Form von gesunden Phytoöstrogenen, die in ihrer chemischen Struktur den menschlichen Östrogenen sehr ähnlich sind.

Beim Roggenknäckebrot ist darauf zu achten, dass es aus Vollkorn besteht. Nur so ist der hohe Ballaststoffanteil gewährleistet. Auf jedem Plan steht, wie viel Scheiben Roggenknäckebrot der Teilnehmer pro Tag essen darf. Das muss bei der Essensplanung für einen Tag mit einbezogen werden. Roggenknäckebrot hat eine hohe Nährstoffdichte und 13 % Ballaststoffe. Roggenvollkornbrot – 9 % Ballaststoffe – ist meist aus 90 % Roggen und 10 % Weizen. Wenn man reines Roggenvollkornbrot bekommt oder selbst backt, darf eine Scheibe handtellergroß und 7 mm dick sein.

Praktische Tipps

Organisation der Mahlzeiten

Viele Menschen essen bisher häufig unregelmäßig: Sie müssen bei einer Stoffwechselregulation eine neue Ordnung in ihren Tagesablauf bringen. Der Tag muss oft anders strukturiert werden als bisher. Je nach gewohntem Tagesablauf liegen die Schwierigkeiten der

Mahlzeiten bei jedem anders. Damit man sich relativ mühelos an die Regeln halten kann, muss man seinen Tagesablauf darauf abstimmen. Die (mindestens) fünf Stunden zwischen den Mahlzeiten müssen sein, außerdem nicht nach 21 Uhr essen. Bei Schichtarbeit muss man seine Mahlzeiten so einteilen, dass man irgendwann in 24 Stunden 8-9 Stunden Pause ohne Nahrungsaufnahme hat.

Einkaufen und Essenplanung

Das **Frühstück** sollte man einmal die Woche durchdenken, denn von dem Eiweiß zum Frühstück hängt meistens ab, was zu den anderen beiden Mahlzeiten an Eiweiß gegessen werden darf. Man kann z. B. Körner, Haferflocken oder Joghurt für eine Woche in kleinen Gefrierdosen mit Deckel abwiegen. Mittag- und Abendessen werden dem Frühstück entsprechend geplant. So kann jeder gut geplante Tag beliebig oft wiederholt werden. Man bleibt beim Eiweiß und schafft Abwechslung durch die unterschiedliche Gemüseauswahl und das Obst.

Eine **Einkaufsliste** mit den erlaubten Lebensmitteln liegt jedem Ernährungsplan bei. So ist die richtige Auswahl der Lebensmittel leicht. Ein Schrank- und ein Kühlschrankfach können nur für diese Lebensmittel eingerichtet werden. Sie sind dann für die anderen Familienmitglieder tabu. Das Essen für Partner / Familie kann man mit einbeziehen, denn es gibt auf jedem Plan viele Lebensmittel, die alle mögen.

Einkaufen – Frisches

- Angebote der Jahreszeit und der Region wahrnehmen
- Frisches – für den schnellen Bedarf
- Milch, Salat, Gemüse, Obst für die ganze Woche
- Fisch, Fleisch, Geflügel, abgewogene Portionen einfrieren

Einkaufen – Halbfrisch (Länger haltbar sind)

- Geräucherter Fisch, geräucherter Tofu
- Joghurt, Sojajoghurt, Sojamilch
- Quark, Käse, Ziegen- und Schafkäse

Einkaufen – Gefrorenes (für Abwechslung und schnelles Kochen)

- Fisch und Meeresfrüchte, Fleisch und Geflügel, Gemüse
- Alles ohne Zutaten, nicht mariniert, gewürzt oder vorgegart

Einkaufen – Konserven
(Praktisch für unterwegs, als Vorrat und für schnelles Kochen)

- Thunfisch, Hülsenfrüchte, Spargel, grüne Bohnen, Champignons, saure Gurken, Paprika, Oliven, Fleisch, Geflügel
- Konserven ohne Zucker, nur mit Wasser, Salz und Ascorbinsäure (E 300 – E 304b)

Einkaufen – Trockenware

- Hülsenfrüchte, Samen für Sprossen, Körnermischung
- Haferflocken, Roggenvollkornbrot, Knäckebrot, Pilze, Tee

Praktische Vorbereitungen
Hülsenfrüchte: Vorkochen, abwiegen und einfrieren
Fleisch, Fisch, Geflügel und Tofu in Marinaden einlegen. Diese halten mehrere Tage im Kühlschrank.

Leichtes Einmachen: Man kann manchmal mühelos einige Portionen mehr zubereiten, Portion in „Twist off Gläser" füllen und mit kochendem Salzwasser auffüllen. So bleibt Eingemachtes einige Zeit haltbar, wie bei unseren Großmüttern.

Salatsoße auf Vorrat: In ein Marmeladenglas geben: Wasser, Essig Salz, frische oder getrocknete Kräuter nach Wahl, verschließen und kräftig schütteln, bleibt im Kühlschrank eine Woche frisch und wird wegen der Kräuter immer intensiver.

Kühlen – Einfrieren – Erkennen
Plastik Behälter in unterschiedlichen Größen oder Farben, kleinere für Mittagportionen, größere für Abendportionen. So sind die Portionen einfach zu unterscheiden.

Wer seine Wochenmahlzeiten gut plant,

- hat keinen Stress durch die Stoffwechselregulierung.
- denkt in dem Rest der Zeit nicht ans Essen..
- fühlt sich wohl und sicher.
- hat Zeit für sich und andere.
- hat Zeit und Energie für schöne und interessante Aktivitäten.

Mahlzeiten für unterwegs: Es ist leicht, sich Mahlzeiten zur Arbeit oder für unterwegs mitzunehmen. Die Rezepte dazu sind mit  gekennzeichnet und lassen sich gut vorbereiten. Entsprechende Behälter mit gut schließendem Deckel bewahren einen vor unangenehmen Überraschungen. In einer Thermoskanne kann man auch eine heiße Suppe mitnehmen. Hülsenfrüchte mit Gemüse sind besonders dazu geeignet.

Viele kalte Mahlzeiten sind die eingeplanten „Reste“ von einer warmen Mahlzeit am Vortag. Die Tagesmenge an Roggenknäckebrot rechtzeitig einplanen und nicht überschreiten. – Einen Apfel oder vorbereitetes Obst nicht vergessen. Wasser, Serviette und Besteck können ebenfalls hilfreich sein.

Tipps beim Kochen

Joghurt und Milchprodukte sollen möglichst selten erhitzt werden.

Anbraten: In einer beschichteten Pfanne kann man ohne Zugabe von Fett Fleisch, Geflügel oder Fisch braten. Dazu lasse ich die Pfanne sehr heiß werden, gebe einen EL kaltes Wasser hinein und brate das Fleisch von beiden Seiten kurz an, gebe dann evtl. noch etwas Wasser hinzu. Mit Deckel gart alles fettfrei und schonend. In ganz seltenen Ausnahmen streiche ich die Pfanne mit 1 Tropfen Öl aus, z. B. bei Omelette.

Tiefkühlkost: Ich habe einen Vorrat an Spinat, Bohnen, Lauch, Grünkohl oder Spargel. Tiefgekühltes Gemüse wird frisch vom Feld verarbeitet und ist wesentlich vitaminreicher als „frisches“ Gemüse, das häufig über einen längeren Zeitraum zu warmer Temperatur, Licht und Luft ausgesetzt ist. Da Tiefkühlkost vor dem Einfrieren blanchiert werden muss (auch wenn man Gemüse selbst einfriert), sollte man pro Portion 10 g mehr abwiegen. Beim Einfrieren von Gemüse bleiben 70 % bis 90 % der Vitamine erhalten.

Muscheln, Krabben und Fisch habe ich auch im Eis. Dabei achte ich darauf, dass alles ohne Gewürze und Zutaten ist, also einfach nur pur. Ich selbst friere im Frühjahr und Sommer, wenn das Angebot reichlich ist, Beeren, Spargel, Gewürze und Wildkräuter ein.

Gewürze und Kräuter: Gefriergetrocknete Kräuter aus dem Supermarkt sind schonend behandelt und inhaltsreich. Pfeffer, Paprika, Kurkuma, Ingwer, Kümmel – es gibt für jeden Geschmack ganz viele Möglichkeiten. Dabei sind auch Würzmischungen wie gelber und grüner Curry, indische oder asiatische Gewürzmischungen erlaubt, sofern diese wirklich nur aus Gewürzen bestehen und kein Glutamat oder andere Zusatzstoffe enthalten.

Ich verwende regelmäßig milde Gewürze: Grünen Curry, Kräuter der Provence oder italienische Kräutermischung für Fleisch, Geflügel und Fisch. Sauerkrautgewürz nehme ich für Sauerbraten, Wild- und Kohlgerichte. Schärfere Gewürzmischungen wie Harissa, Döner, Wu-fen und andere, benutze ich selten und sparsam. [5]

Steinsalz oder Meersalz: Ich verwende am liebsten Himalaja Kristallsalz. Salz aus dem Bioladen sind zwar etwas anfälliger für Feuchtigkeit, dafür aber vollwertig. Sie schmecken wesentlich besser, weil sie eine natürliche Vielfalt an Mineralstoffen enthalten und nicht chemisch reines Kochsalz sind. Normales Salz, Jodsalz und Meersalz aus dem Supermarkt enthalten Rieselhilfen mit Aluminiumverbindungen, die gehirnschädigend wirken.

Selleriesalz besteht aus Selleriesamen und Stein- oder Meersalz. Es ist wunderbar zu Tomaten oder zu Quark. Man kann es auch mit anderen Gewürzen und getrockneten Kräutern mischen und sich so sein eigenes Gewürzsalz zubereiten.

Bei **Gemüsebrühe** sollte man darauf achten, dass sie ohne Zusatzstoffe ist. Dazu muss man die Zutatenliste genau lesen, denn nicht alles, was Bio heißt, ist frei von Bindemitteln, Glucosesirup, Aromastoffen, Stärke und Geschmacksverstärkern usw.[6]

Soja & Co zum Würzen: Miso, Tamari, Ume-Su flüssig oder Paste sowie Mirin sind Würzmittel. Sie dürfen nur verwendet werden, wenn sichergestellt ist, dass keine Weizen- und Zuckeranteile enthalten sind. Am besten ist, wenn auch Malz und Gerste nicht enthalten sind. Auch hier ist es wichtig, die Zutatenliste genau zu studieren.

„Sanft garen“: Bei größeren Braten nutze ich die sanfte Garmethode aus der französischen Küche. Der Braten wird bei 80° C im Backofen in offener oder geschlossener Form oder im Bratschlauch gegart. Je nach Fleischgröße braucht der Braten drei bis sechs Stunden.

---

[5] Alles bei www.alvia.de

[6] Die Gemüsebrühe von Alvia, ist frei von unerwünschten Zutaten.

Man rechnet je 2 cm Fleischdicke ca. 1 Stunde Bratzeit. Wenn man zuvor das Fleisch nach meinen Angaben mit Gewürzen und Kräutern mehrere Stunden eingelegt hat, so wird das Fleisch köstlich. Alle Nährstoffe bleiben im Fleisch erhalten und es wird saftig. Für Geflügel ist sanftes Garen ungeeignet.

Weitere Tipps zum Stoffwechsel

Scharfe Gewürze regen den Stoffwechsel an, stärken das innere Feuer und geben dem Körper Wärme – Yang. Dadurch kann das Yin unterdrückt werden.

Wer unter Süßhunger leidet, hat einen Mangel an Energie, der durch die Milz verursacht wird. Heiße Getränke, heiße Suppen und Speisen stärken die körpereigene Energie. Rohkost dämpft die Energie und ist nur zu Zeiten angesagt, in denen man genug Kraft hat.

Wer zu wenig Energie hat, sollte morgens mit warmen Speisen beginnen. Kalte Speisen müssen vom Körper erst auf 37° C aufgewärmt werden, das raubt Energie. Wer nicht warm essen kann, sollte wenigstens als erstes warmes oder heißes Wasser trinken.

Die Energie der Leber will immer frei fließen. Deswegen sind alle zu engen Kleidungsstücke, Hosen, Röcke, Gürtel usw. für die Leber eine Behinderung. Was der Leber gut tut, stärkt auch das Herz-Kreislaufsystem.

Wer bewusst isst und seinen Stoffwechsel verbessert,

- übernimmt für sich Verantwortung.
- lernt sich abzugrenzen, durchzusetzen und wichtig zu nehmen.
- steigert sein Wohlbefinden.
- wird emotional stärker und sicherer.
- beachtet die Signale seines Körpers und seiner Seele.
- hat mehr Energie und schläft besser.

Fehler vermeiden

Getränke: In einem Monat sollte ein 70 kg schwerer Mensch das ca. 1,5fache seines Körpergewichts an Flüssigkeit aufnehmen. Das sind 105 Liter ±10 %, also 95-115 Liter. Pro Tag liegt die erwünschte Trinkmenge also bei ca. 3 Litern. Die meiste Flüssigkeit sollte aus reinem Wasser bestehen. Alles weniger an Flüssigkeit beeinträchtigt lebenswichtige Körperfunktionen.

Alle Getränke außer reinem Wasser sind Nahrungsmittel und müssen verstoffwechselt werden. Kräutertees enthalten zusätzlich Stoffe, die den Appetit anregen, deswegen sind sie unpassend zur Stoffwechselregulation. Man kann, um Wasser einen Geschmack zu geben, ein kleines Stück frischen Ingwer, 1 Prise Pfeffer oder 1 Stange Zimt mit 1 l gekochtem Wasser übergießen und kurz ziehen lassen. Diese wärmenden Getränke dürfen aber, ebenso wie die erlaubten Teesorten, nur zu den Mahlzeiten getrunken werden.

Kaffee darf ebenfalls ausschließlich schwarz und zu den Mahlzeiten getrunken werden. Seine gesunden Bitterstoffe hemmen den Appetit und das Koffein regt den Stoffwechsel an. Zwischen den Mahlzeiten kann man heißes, warmes oder kaltes Wasser trinken.

Zusatzstoffe: Bei den Zutatenlisten auf Nahrungsmitteln gilt der Grundsatz, dass als Erstes aufgeführt ist, was am meisten enthalten ist. Je weiter hinten eine Zutat steht, desto kleiner ist der prozentuale Anteil. Zusätze unter 3 % müssen nicht deklariert werden. Dies kann bei Unverträglichkeiten zu Schwierigkeiten führen.

Auf Zutaten in Konserven achten: Bei Gemüse in Konserven (Hülsenfrüchte, grüne Bohnen, Spargel, Pilze) ist darauf zu achten, dass außer Salz und Ascorbinsäure (E 300 – E 304b) keine Zusatzstoffe enthalten sind. Zitronensäure wird leider häufig verwendet, fördert aber die Anlagerung von Schwermetallen im Gehirn. Gemüse und Fisch aus Konserven sollten unbedingt abgespült werden.

Die wichtigsten E-Nummern: Farbstoffe haben 100er Nummern; Konservierungsstoffe werden mit 200er Nummern ausgezeichnet; Antioxidationsmittel werden mit den Nummern von 300-321 deklariert; Säureregulatoren werden mit Nummern von 325-579 gekennzeichnet.

Fertigprodukte: Bei allen Fertigprodukten ist höchste Vorsicht geboten. Sie enthalten Zusatzstoffe, die Allergien auslösen können. Nicht alle Zusatzstoffe müssen auf der Packung angegeben sein. Alle fertig gewürzten Fleischstücke aus der Tiefkühltruhe oder in Konserven sind zu meiden. Sie alle enthalten einen unübersichtlichen

Mix an chemischen Zusatzstoffen, die unser Nervensystem und unseren Stoffwechsel völlig durcheinanderbringen können.

Wurst & Schinken: Alle Wurstsorten soll man meiden, weil nicht nur viel Fett und minderwertiges Fleisch, sondern auch viele nicht deklarierten Zusatzstoffe enthalten sind. Gekochter Schinken wird häufig mit Farbstoffen versetzt, mit Glutamat angereichert und mit Bindemittel versehen. Man sollte nur beste frische Ware kaufen.

Geschmacksverstärker, Glutamat & Co: Je schlechter die Qualität eines Lebensmittels ist, desto schlechter ist der Geschmack. Das wird mit Geschmacksverstärkern (Glutamat, Glutaminsäure, Dinatrium-inosinat, Mononatriumglutamat oder Guanylsäure) überdeckt. Der bekannteste Vertreter dieser Gruppe ist Natriumglutamat. Geschmacksverstärker sind appetitanregend und werden deswegen in der Tiermast eingesetzt.

Glutamat in jeder Form wirkt vielfältig schädigend auf unser Gehirn, da es in den Neurotransmitter- und Hormonhaushalt eingreift. Nahrungsmittel mit Glutamat führen dazu, dass man mehr isst, als gut ist. Es verbirgt sich hinter den E-Nummern E 620 bis E 625. Der Süßstoff Aspartam ist damit verwandt und wirkt ebenso schädigend. Selbst in Bioware findet sich dieser Geschmacksverstärker unter „Hefeextrakt“ oder „Würze“.

Glukosesirup ist eine ganz besonders heimtückische Zutat, die sich unter vielen Namen in Lebensmitteln versteckt. Glukosesirup wird aus Stärke, meistens aus Weizen, Mais und / oder Kartoffeln – oft aus sehr minderwertiger Ware – hergestellt. Man findet ihn in Sojasoße, Pralinen, Fischkonserven usw. Häufig löst er Allergien bis hin zu starken rheumatischen Schmerzanfällen aus. Man sollte ihn dauerhaft meiden, da er unter anderem auch zur Verklebung des Darmes beiträgt. Hinter den Bezeichnungen: Stärkesirup, Bonbonsirup, Isoglucose, Corn Sirup, Maissirup, Maiszucker, Zucker, Zuckerstoffe, Invertzucker, Maltodextrin und Süßungsmittel verbirgt sich häufig minderwertiger Glukosesirup.

Gewürzmischungen, Ketchup & Co: Tomatensalz, Steakgewürz, Ketchup, Sojasoße, Senf, Meerrettich, Salatdressing usw. sind strikt zu meiden und auch im Bioladen oder Reformhaus muss man sehr genau die Zutatenliste studieren. Getrocknete Kräuter und Gewürze werden begast oder bestrahlt, nur echte Bioware nicht.

Haushaltsüblicher Senf ist ungeeignet. Stattdessen kann man schwarze oder gelbe Senfkörner in eine Gewürzmühle geben und sparsam wie Pfeffer verwenden.

Natürliche Geschmacksvielfalt

Frische Kräuter oder Gewürze erhöhen die Verträglichkeit der Nahrung. Besonders wertvoll sind die sekundären Pflanzenstoffe. Diese übermitteln unseren Genen wichtige Botschaften, die unseren Körper anregen, notwendige Enzyme und Hormone zu bilden. Sekundäre Pflanzenstoffe geben den Pflanzen Farbe, Duft und Aroma. Je bunter es auf dem Teller wird, desto reichhaltiger sind diese gesundheitsfördernden Stoffe vertreten. Das gleiche Gericht schmeckt mit unterschiedlichen Kräutern völlig anders. Es lohnt sich, auf frische Kräuter zurückzugreifen, selbst dann, wenn man sie kaufen muss. Sie enthalten wertvolle Inhaltsstoffe und befriedigen unser Bedürfnis nach Abwechslung.

Gerade im Sommer benütze ich viele frische Kräuter. Alle grünen Gewürze, die man auch im Blumentopf kaufen kann, sind köstlich: Petersilie, Schnittlauch, Basilikum, Majoran, Thymian, Rosmarin usw. Sie wachsen vom Frühjahr bis zum Herbst auf der Fensterbank oder dem Balkon. Getrocknete Wildkräuter sind für mich unverzichtbar. Ich ernte sie von Frühjahr bis Herbst, wenn das Angebot reichlich ist, und trockne sie im geöffneten Backofen bei 40° C. Wenn man bei frischen Kräutern 1 EL nimmt, so braucht man von getrockneten Kräutern nur 1 TL.

Blätter von **Bärlauch** sind im Frühjahr und von **Knoblauchrauke** bis in den Hochsommer hinein eine würzige und erfrischende Salatzutat. Beide sind milder als Knoblauchzehen. Bärlauch ist auf dem Markt zu kaufen und Knoblauchrauke wächst an vielen Plätzen in reicher Fülle.

Bohnenkraut wird wegen seines scharfen Geschmacks auch Pfefferkraut genannt. Es gibt einjähriges und ausdauerndes Bohnenkraut. Das ausdauernde ist ein Halbstrauch aus dem Mittelmeergebiet. Der Eigenanbau in Topf oder Garten ist leicht möglich, sofern die Erde trocken und locker und der Standort sonnig ist. Man erntet mehrmals im Jahr, schneidet 5 cm über dem Boden ab, dann treibt es neu aus. Auch die Blüten können benutzt werden. In Essig eingelegt entfaltet es ein starkes Aroma. An grünen oder weißen Bohnen darf Bohnenkraut nicht fehlen, zu Lamm ist es unverzichtbar. Man kann Bohnenkraut gut trocknen oder einfrieren.

Brenn Nessel und **Taubnessel** wachsen nur auf inhaltsreichem Boden und werten mit Mineralien und Vitaminen Spinat oder andere Gemüse auf. Schon eine kleine Menge liefert wertvolle Bitterstoffe. Zu Suppe oder zu Auflauf passen die Nesseln, roh sind sie ungeeignet.

Dill und Borretsch sind die beiden „Gurkenkräuter" des Sommers. Dill wächst üppig bis zur Blütendolde, wenn man ihn im Garten aussät. Er braucht einen sonnigen, windgeschützten und feuchten Platz. Dill wächst schwer im Blumentopf, man sollte ihn lieber nach Bedarf frisch kaufen. Vom Dill sind Blätter, Triebe und Samen essbar und würzig. Borretsch lässt sich im Garten oder Topf aussäen. Wenn man ihn einmal hat, sät er sich jedes Jahr selbst wieder aus. Borretsch schmeckt und riecht nach frischer Gurke. Man nimmt die jungen Blätter frisch und die Blüten als essbare Dekoration. Man kann Borretsch trocknen, frisch ist er aber würziger.

Dost oder Oregano ist wilder Majoran. Er wächst als mehrjährige, winterharte Pflanze und ist anspruchslos. An einem sonnigen und trockenen Platz entfaltet Dost sich bestens. Man muss ihn immer mit der Schere ernten, weil man sonst die Pflanze zerstört. Dost schmeckt frisch ebenso aromatisch wie getrocknet oder tiefgefroren. Ob roh oder gekocht, geschmort oder gebacken ist, er entfaltet seinen aromatischen und etwas bitteren Geschmack gleichermaßen gut. Seinen Geschmack kennen wir am besten von der klassischen Pizza. Auch die Blüten sind verwendbar.

Giersch wird auch Zaungiersch oder Heckenkraut genannt, weil er gerne im Halbschatten unter Bäumen und Sträuchern wächst. Er liebt etwas feuchte Böden, was im Halbschatten leicht gegeben ist. Als Unkraut wächst er überreichlich. Sein Geschmack ist frisch und mild. Er eignet sich als Salat, als Gemüse oder als Würze wie Petersilie. Je öfter man Giersch erntet, desto länger treibt er junge milde Blätter nach.

Gundelrebe eignet sich gut, um Balkonkästen an schattigen Plätzen zu bepflanzen. Sie lässt ihre Ranken bis zu einem Meter weit über den Rand hängen und wirkt sehr schmückend. Ihr würziger und etwas bitterer Geschmack passt zu herzhaften Gerichten. Die kleinen blauen Blüten sind ebenso essbar wie die dunkelgrünen Blätter im Sommer.

Kerbel wird auch Suppenkraut oder Küchenkraut genannt. Er ist eine zweijährige Pflanze, die sich selbst wieder aussät. Die Blütendolden mit den noch geschlossenen Blüten schmecken noch intensiver als das grüne Kraut. Kerbel schmeckt nur frisch und welkt schnell. Man kann ihn aber gut einfrieren. Er ist winterfest und man kann ihn das ganze Jahr hindurchernten.

Kresse ist eine relativ kurzlebige Pflanze, die draußen nur bei Wärme gut gedeiht, denn sie stammt ursprünglich aus Südamerika. Man kann Kresse aus Samen das ganze Jahr auf der Fensterbank in einem Teller mit Wasser oder auf Watte mühelos frisch ziehen. Schon nach wenigen Tagen kann man sie ernten. Je höher sie wächst, desto schärfer wird sie. Im Sommer kann man die Blätter, Blüten und die unreifen grünen Samen der **Kapuzinerkresse** verwenden.

Löwenzahn wächst überall. Er aktiviert den Stoffwechsel. Nichts am Löwenzahn ist giftig, auch nicht der weiße Milchsaft. Löwenzahn ist als Salat zu genießen und die Blüten sind eine essbare Dekoration. Wenig roher Löwenzahn zum Salat oder Gemüse liefert wertvolle Bitterstoffe. Wenn man Löwenzahnblätter regelmäßig pflückt oder schneidet, treibt er ständig frische Blätter nach.

Liebstöckel und Schnittsellerie: Die Stiele und Blätter von Liebstöckel schmecken auch gedünstet und eignen sich als Gemüse oder zu einer Gemüsefüllung. Liebstöckel, das sogenannte „Maggikraut“ darf nur sparsam verwendet werden, denn es ist sehr stark.

Deswegen eignet es sich hervorragend für Eintöpfe, wenn man es mit reichlich Schnittsellerie mischt. Schnittsellerie ist winterhart und wächst das ganze Jahr. Es gibt zwei Sorten: mit glatten Blättern schmeckt er mild und mit krausen Blättern schmeckt er kräftiger.

Man kann auch von Knollen- oder Stangensellerie das Grün nehmen und wie Schnittsellerie verwenden.

Allergiker sollten Sellerie und Liebstöckel vorsichtig ausprobieren. Es gibt eine Kreuzallergie zu Beifußpollen. Manchmal wird Stangensellerie besser vertragen, manchmal nur gekochter Sellerie und kein roher.

Glatte oder krause **Petersilie** kann man frisch oder gefriergetrocknet ganzjährig verwenden. Sie ist schmackhaft und gesund und bei Eintopf oder Suppe darf sie nicht fehlen. Unter Salat muss sie sehr fein gehackt sein, damit sie keinen Hustenreiz hervorruft.

Pfefferminze gibt es in vielen würzigen Variationen. Wasserminze ist extrem stark, russische Minze kräftig, Apfel- oder Ananasminze sind mild. Pfefferminze braucht einen feuchten und guten Boden, dann wuchert sie kräftig und ist pflegeleicht. Wenn man Pfefferminze kalt aufsetzt und mit Speisen gemeinsam erhitzt, entwickelt sie ihr stärkstes Aroma. Auch mag Minze gerne in kalten Flüssigkeiten ziehen, bevor sie erwärmt wird. Das gilt für getrocknete Pfefferminze ebenso wie für frische. Minze ist ein kühlendes Kraut und passt besonders zu Gerichten an heißen Tagen.

Rauke oder Rucola: Sie wird auch Senfrauke oder Ölrauke genannt, was uns schon auf den scharfen Geschmack hinweist. Rauke wird in Italien und Frankreich angebaut. Die gezackten Blätter erinnern entfernt an Löwenzahn. Rauke ist anspruchslos und wächst gut im Topf. Blüten und grüne Samenkapseln sind ebenfalls essbar, aber Vorsicht, sie sind sehr scharf. Die Blätter schmecken in ca. 10 cm Größe am besten, später werden sie sehr bitter, bleiben aber essbar.

Sauerampfer wird auch Sauerknöterich oder Salatampfer genannt. Hat man ihn einmal im Garten oder im Topf, so wächst er viele Jahre, sofern er immer viel Wasser bekommt. Sauerampfer liebt es, nasse Füße zu haben, deswegen findet man ihn auf nassen Wiesen oder in der Nähe von Bachläufen und Teichen. Man kann Sauerampfer nicht nur roh essen, sondern auch dünsten, dann verliert er etwas von seiner Säure. Je größer die Blätter sind, desto saurer schmecken sie.

Schnittlauch ist eine robuste mehrjährige Pflanze. Im Garten oder im Topf wächst sie gleichermaßen problemlos. Schnittlauch schmeckt frisch oder tief gefroren. Auch die Blüten sind verwendbar. Schnittlauch verliert seinen Geschmack durch Erhitzen. **Lauchzwiebeln** sind fast ganzjährig zu kaufen und können Schnittlauch ersetzen.

Thymian oder Quendel benötigt im Garten viel Platz, weil er sich auf dem Boden ausbreitet. Er ist ein mehrjähriger Halbstrauch und stammt aus dem Mittelmeerraum, wo er auf felsigem und trockenem Boden wächst. Thymian eignet sich gut zum Bewachsen von Böschungen, Steingärten und Beeträndern. Im Topf bleibt er klein, im Balkonkasten breitet er sich auch aus. Man kann ihn frisch oder tief gefroren verwenden. Getrockneter Thymian würzt sehr stark, deswegen sparsam verwenden. Thymian passt gut zu anderen würzigen Kräutern wie Oregano, Basilikum, Salbei und Rosmarin.

Vogelmiere ist eine sehr kleine zarte Pflanze, die sich gerne ausbreitet, auch im Blumenkasten. Ihr sanfter und frischer Geschmack passt am besten unter frischen Salat oder wird unter Quark gerührt.

Zitronenmelisse wird auch Frauenkraut oder Herztrost (Melissengeist) genannt. Sie ist eine ausdauernde Staude aus Kleinasien und wächst wie Unkraut, auch im Blumenkasten. Wenn man sie regelmäßig benutzt und dicht über dem Boden abschneidet, kann man sie viele Male bis spät in den Herbst hinein ernten. Man sollte sie möglichst frisch verwenden, und als Tee immer kalt ansetzen. Gekocht verliert Melisse ihren Geschmack, als essbare Dekoration ist sie unübertroffen.

Vielfältige Möglichkeiten

Nicht jeder hat wie ich das Vorrecht einen Garten zu haben oder in der Nähe von unberührter Natur zu leben. Trotzdem ist es auch diesen Menschen möglich, mit Kräutern und Wildkräutern schmackhafte Speisen zuzubereiten.

Salatsoßen können mit **gefriergetrockneten Kräutermischungen** angerührt werden. Diese sind im Glas, preiswert und leicht zu dosieren. In Wasser oder Öl entfalten sie ein gutes Aroma.

Auch **tiefgefrorene Kräuter** sind eine gesunde Alternative. Es gibt sie in Streudosen, so kann man sie gut portionieren.

In **türkischen Läden** bekommt man fasst ganzjährig viele frische Kräuter wie glatte Petersilie oder Minze. In Supermärkten gibt es häufig frische Kräuter in Töpfen. Diese wachsen einige Tage oder Wochen auf der Fensterbank weiter. Frisches Grün, das mit Sonnenlicht entstanden ist, ist durch viele sekundäre Pflanzenstoffe auch in kleinen Mengen schon wertvoll.

Getrocknete Kräuter, die man nicht bei den Gewürzen findet, wie Taubnessel, Brenn Nessel, Gundelrebe usw., kann man häufig in der Apotheke als **Teekräuter** kaufen.

Pesto aus Basilikum oder **Paste** aus Bärlauch gibt es ganzjährig – nicht nur im Bioladen. Als Konservierungsstoff sollte keine Zitronensäure auf der Zutatenliste stehen.

Bei Kräutersalz sollte man darauf achten, dass keine Geschmacksverstärker und kein Zucker enthalten sind. Allergiker sollten mit Sellerie oder Liebstöckel vorsichtig sein, da es verschiedene Kreuzallergien gibt.

Trotz all dieser Kniffe sind manche Gewürzkräuter nur eine kurze Zeit im Jahr frisch zu bekommen, z. B. Bärlauch und Borretsch. Man kann in den Rezepten aber alle Kräuter austauschen und verändern und entdeckt dabei seine persönlichen Vorlieben und Abneigungen.

Möglicherweise bekommt der eine oder andere irgendwann so viel Spaß am Kochen mit Kräutern und Wildkräutern, dass er sich eigene Vorräte anlegt, wenn es überreichlich zu ernten gibt. Ein Ausflug in die Natur kann leicht mit einer kleinen Ernte verbunden werden.

Frühstück

Das Frühstück ist die wichtigste Mahlzeit des Tages, denn es bestimmt darüber, ob unser ganzer Organismus gut in Gang kommt. Wenn wir zum Frühstück nicht die richtigen Nahrungsmittel oder eine unangemessene Menge (zu viel oder zu wenig) zu uns nehmen, kommt der Stoffwechsel nicht gut in Schwung. Das merken die meisten Menschen so gegen 11 Uhr durch ein Energietief. Bei einer individuellen Stoffwechselregulation ist das anders, denn die drei

Frühstücksvorschläge auf dem Plan beinhalten genau die Stoffe, die dieser Mensch braucht, um mühelos in Schwung zu kommen.

Die Vorschläge des Frühstücks sind zwingend. Man kann beim Frühstück tage- oder wochenweise die drei Möglichkeiten abwechseln. Niemals sollte man eine Mittags- oder Abendmahlzeit in ein Frühstück umwandeln. Der Körper verarbeitet die gleichen Nahrungsmittel zu unterschiedlichen Tageszeiten anders, da sein Bedarf sich im Laufe des Tages verändert.

Joghurt oder Sojajoghurt

Naturrein und ohne Zusatzstoffe soll es sein. Also mindestens 3,5% Fett, keine Gelatine oder Bindemittel, kein Zucker, Obst oder Süßstoff. Fettreduzierte Milchprodukte enthalten mehr Stärke und sind nicht empfehlenswert. Mineralstoffe und Vitamine sollen ebenfalls nicht zugesetzt sein.

Probiotische Bakterien sterben im Körper ab, wenn man sie nicht mehr täglich zu sich nimmt. Präbiotische Bakterien bleiben im Körper erhalten und wirken weiter positiv. Bifidus- und Lactobacillus Kulturen sollten in Sauermilchprodukten enthalten sein. Sie wirken kraftvoll für unsere Gesundheit, wenn sie nicht erhitzt werden. Joghurt mit Lactobacillus ist hilfreich für den Darm, aber nicht für Kinder und Darmkranke geeignet.

Joghurt gibt es ausschließlich zum Frühstück. Bei einem Frühstück mit Joghurt oder Sojajoghurt ist darauf zu achten, dass dieses nur mit Obst gegessen wird, nicht mit Gemüse, da Joghurt schon genug Kohlenhydrate enthält. Wer noch Hunger hat, kann einen Teil seiner Tagesration Roggenknäcke essen. Zerdrückte Papaya als Obstration verteilt ihren Geschmack besonders gut. Weitere Abwechslung kann man durch 3-4 frische Pfefferminzblättchen, 10-15 frische Blätter Zitronenmelisse, Vogelmiere oder Giersch erreichen.

Sojamilch oder Milch

Sojajoghurt und Sojamilch, beides soll ohne Bindemittel, Stärke, Zuckerzusätze und Aromen sein. Sojamilch darf höchstens Reismilch enthalten. „Sojazubereitungen“ sind Pudding, nicht Joghurt.

Milch oder Sojamilch ist nur mit Haferflocken gemeinsam ein metabolisches Frühstück. Auch hierzu wird kein Gemüse gegessen sondern nur Obst. Wer möchte, kann die Haferflocken einige Stunden oder über Nacht stehen lassen und z. B. gemeinsam mit Papaya mixen. 3-4 frische Pfefferminzblättchen oder 10-15 frische Blätter Zitronenmelisse geben dem Frühstück eine besondere Note.

Gewürz Frühstück

Ob Joghurt, Quark, Hüttenkäse, oder Milch / Sojamilch mit Haferflocken grüner Curry oder Ingwer und selbst Cayenne Pfeffer passen in ein mildes Frühstück. Von 1 MSP bis zu 1 TL ist alles möglich, nur der eigene Geschmack entscheidet dies. Kurkuma passt zu Beerenfrüchten oder Pampelmuse, Zimt oder Curry zu Apfel und Melone.

Frühstück mit „Mandelade“

Mandelade besteht aus $^{2}/_{3}$ Mandelkernen und aus $^{1}/_{3}$ Sonnenblumenkernen. Die Mandeln sollen unbehandelt und ungeschält sein. Durch die unterschiedliche Größe von Mandeln und Sonnenblumenkernen muss beides immer getrennt abgemessen werden, und eignet sich nicht dazu vorher gemischt zu werden.

Mandelade muss immer mit Obst gegessen werden, Knäckebrot kann das Frühstück ergänzen. Nicht vergessen: Immer ein paar Kerne an die Seite legen, um sie als „Eiweiß zuerst“ zu essen. Alle Rezepte mit Mandelade kann man mit Gewürzen wie Zimt, Ingwer, Pfeffer, Kurkuma, Curry oder Kräutern wie Zitronenmelisse und Pfefferminze verfeinern.

Mandelade klassisch

Pfirsich in mundgerechten Stücken auf den Teller geben
Kerne dazu und gemeinsam genießen
Variante: Granatapfel, Nektarine oder Aprikose verwenden

Mandelade als Brotaufstrich

Kerne in der Nussmühle mahlen, mit pürierten Heidelbeeren mischen
Mit Zimt oder Ingwer verfeinern, Knäckebrot damit bestreichen
Variante: Papaya, Johannisbeeren, Himbeeren, Brombeeren oder Birne verwenden

Mandelade eingeweicht

Kerne über Nacht einweichen, morgens abgießen und abspülen und
Mandeln hacken, Apfel darunter reiben und dazugeben
Mit Ingwer würzen, ein scharfes „Müsli“
Variante: Mit Melone zubereiten

Warme Mandelade

Geraspelten Apfel mit ein paar Blättchen Pfefferminze in der Pfanne leicht erwärmen, gehackte Kerne dazugeben und kurz mit erwärmen
Variante: Birne oder Pfirsich verwenden

Zitronen Mandelade

Eingeweichte Kerne mit einem Glas heißem Wasser tüchtig pürieren
Es entsteht eine etwas cremige Flüssigkeit
Saft einer Zitrone frisch dazugeben – fertig
Evtl. mit Pfeffer oder Curry würzen
Variante: Pampelmuse oder Kiwi verwenden

Mandelade geröstet

Mango in mundgerechten Stücken auf den Teller geben
Zitronenmelisse hacken und darauf verteilen
Kerne grob hacken und in der trockenen Pfanne ganz kurz anrösten
Warm über das Obst geben, und sofort genießen
Variante: Kiwi oder Melone verwenden

Knäckebrot mit Obst belegt

Weiches Obst wie Papaya oder Mango auf Knäckebrot anrichten
Kerne durch die Nussmühle geben und über das Obst streuen

Körner Frühstück

Die Körnermischung im Plan besteht zur Hälfte aus Sonnenblumenkernen und aus Kürbiskernen. Die Körner müssen – wie im Ernährungsplan genau angegeben – immer als Mischung gegessen werden und zwar (bis zum Wunschgewicht) ausschließlich zum Frühstück. 2 TL Körnermischung sind ca. 10 g. Wer beim ersten Mal seine erlaubte Menge in TL Körnermischung abwiegt, hat es nachher leichter und kann sich auch hier am Gewicht orientieren.

Salat mit gerösteten Körnern

Einen gemischten Blatt- oder Gemüsesalat zubereiten und auf dem Teller anrichten
Leere Pfanne stark erhitzen, Körner hinein geben, höchstens 2 Min. rösten, sofort über den Salat geben und servieren!

Sauerkraut mit Körnermischung

Rohes Sauerkraut und eine kleine Zwiebel fein schneiden, mit gemahlenem Schwarzkümmel kräftig würzen
Körnermischung in der Pfanne rösten und untermischen oder eingeweichte Körner dazu geben

Körner-Apfel-Müsli

Körner am Abend vorher einweichen, morgens abgießen und abspülen, mit geriebenen Apfel (Obstportion) und Möhre (Gemüseportion) als Müsli mischen

Suppe mit eingeweichten Körnern

Gemüsesuppe mit viel Petersilie kochen, eingeweichte Körner zugeben, alles pürieren
Nach Geschmack würzen, evtl. mit einem Knäckebrot binden
Das rutscht auch am Morgen prima.

Gemüse mit eingeweichten Körnern

Körnermischung am Abend vorher einweichen, morgens abgießen und abspülen
Zu heißem oder kaltem Gemüse ganz oder gehackt zugeben.

Avocado mit gerösteten Körnern

Avocado mit Tomate würfeln, salzen und pfeffern, dann mit gerösteten Körnern bestreuen. Dies ist ein mildes Frühstück.

Suppe mit gerösteten Körnern

Gegartes Gemüse vom Vortag in eine Portion kochendes Wasser geben, geröstete Körner dazu, einmal kurz pürieren und nach Geschmack würzen mit Schnittlauch bestreuen

Ei zum Frühstück

Manche Teilnehmer müssen 1 Ei und andere 2 Eier zum Frühstück essen. Ei gibt es immer in Kombination mit Gemüse. Weitere Rezepte finden Sie im entsprechenden Kapitel.

Frühstücksei mit Apfel: Apfel ungeschält in feine Spalten schneiden und in die heiße Pfanne geben, evtl. etwas Wasser zugeben, mit Salz und Curry sparsam würzen. Ei aufschlagen und vorsichtig in die Mitte der heißen Pfanne geben. Bei starker Hitze, evtl. kurz mit Deckel, schnell garen und sofort auf Salatblättern (Gemüseportion) servieren.

Frühstücksei mit Sellerie: Eine Scheibe gekochter Sellerie vom Vortag kalt in vier Teile schneiden und jeweils eine dicke Scheibe hart gekochtes Ei darauf legen, etwas salzen und mit Schnittlauch bestreuen.

Spiegelei auf Knäckebrot: Ein Spiegelei in der Pfanne fettfrei braten und auf ein Knäckebrot legen, dazu Gemüse nach Wahl.

Pfannengemüse mit Ei: Geraspeltes Gemüse wie Sellerie, Möhre, Kohlrabi, in der Pfanne mit wenig Wasser gründlich erhitzen. Ei mit Salz und Muskatblüte kräftig verschlagen und darüber geben. Bei ausgeschalteter Platte oder kleiner Hitze mit Deckel stocken lassen. Frische grüne Kräuter darüber. Ein herzhaftes heißes Frühstück!

Puten- oder Hähnchenbrust

Diese kann man entweder am Vortag selbst zubereiten und dann am Morgen kalt essen oder man kauft sie im Laden – ohne zusätzliche Gewürze usw. – gegart oder geräuchert schon in Scheiben. Auch diese Eiweißsorten gibt es zum Frühstück immer mit Gemüse.

Rezepte finden Sie im entsprechenden Kapitel.

Käse

Die erlaubten Sorten, oft Hüttenkäse oder Quark, werden immer mit Gemüse zum Frühstück gegessen. Weitere Rezepte finden Sie im entsprechenden Kapitel.

Käsedipp mit Kräutern: Portion Hüttenkäse oder Quark mit Mineralwasser als Dipp mit frischen Kräutern anrühren. Dazu Gemüse wie Kohlrabi, Paprika, Möhre, Radieschen oder Blattsalat.

Käsecreme mit Obst: Portion Hüttenkäse oder Quark mit Avocado und wenig Mineralwasser zu einer cremigen Masse verrühren. Auf einem Salatblatt anrichten und gewürfeltes oder püriertes Obst darüber geben.

Salatsoßen und Marinaden

Alles, was man roh essen kann – und auch gut verträgt – ist besonders wertvoll. Blattsalate gehören zum Gemüse. Ich nehme für die Salatsoße Wasser statt Öl. Wenn ich gekochtes kaltes Gemüse mit zum Salat nehme, verwende ich das Kochwasser, das ja schon gesalzen ist. Dazu kommen reichlich frische Kräuter, Salz und Gewürze und vielleicht etwas Balsamico. Marinade zieht besonders gut in Gemüse ein, wenn man das Gemüse heiß untermischt.

Nach den ersten 14 Tagen soll man langsam wieder mit Öl beginnen, auch wenn man noch weiterhin abnehmen möchte. Mehr dazu im letzten Kapitel.

Avocadocreme mit Obst

Sehr reife Avocado (80 g) fein mit der Gabel zerdrücken
Mit püriertem Obst (Beeren, Papaya, Zitrone, Pampelmuse) (Obstportion) und 1 Zweig Zitronenmelisse oder 4 Blättchen Minze mischen
Entweder aufs Roggenknäcke geben oder zum restlichen Gemüse hinzufügen, man kann mit dieser Creme Champignons und Paprika füllen oder Gemüsestreifen darin dippen
Eiweiß: Thunfisch, Krabben oder Sprossen damit servieren

Wildfleisch-Marinade süßsauer

Pürierte Papaya (Obstportion) mit Salz und Pfeffer, 1 Zehe Knoblauch und eine Handvoll fein geschnittenem Sauerampfer zu einer Soße verrühren
Als Soße über das gegarte – warme oder kalte – Fleisch geben
Passt zu: Ente, Hirsch, Wildschwein usw.
Mit Rosenkohl, Rotkohl oder Gemüse nach Wahl
Varianten: Schmeckt auch mit 4 Blättchen Minze oder Gundelrebe, 15 Blättchen Zitronenmelisse, 1 Zweig Oregano oder Bohnenkraut oder mit 6 Blättern Giersch

Avocado-Dipp mit Knoblauch

Reife Avocado, Balsamico, Salz, Pfeffer, Knoblauch mixen, bis eine Creme entsteht
Zu gedünstetem Fisch, zu Käse, zu Gemüse oder als Brotbelag

Scharfe Rucola Marinade

Püriertes Obst (Papaya mit Kernen, Apfel, Melone – Obstportion) mit Salz und Pfeffer, 1 Zehe Knoblauch, wenig Essig und 50 g fein geschnittenen Rucola zu einer Soße verrühren
Nach dem ersten Bissen Eiweiß die Soße über das gegarte – warme oder kalte – Fleisch geben
Passt zu: Wildgerichten, mit Rosenkohl, Rotkohl oder anderem Gemüse nach Wahl

Milde Rucola Marinade

Püriertes Obst (Papaya ohne Kerne, Apfel, Melone – Obstportion) mit Salz, fein geschnittenen Rucola, Rosenpaprika und wenig Essig zu einer Soße verrühren
Mit Salat oder kaltem Gemüse mischen, etwa 15 Min. ziehen lassen
Gut kombinierbar mit Sprossen oder Tofu!

Geflügel-Marinade fruchtig-scharf

Pürierte Papaya (Obstportion) mit Salz und 10 Blättern fein geschnittener Zitronenmelisse zu einer Soße verrühren
Mit Salz und Ingwer scharf abschmecken
Nach dem ersten Bissen Eiweiß die Soße über das fertig gegarte – warme oder kalte – Geflügel geben
Dazu Salat oder Gemüse nach Wahl
Varianten: Man kann auch Rosenblütenblätter, 1 Sträußchen Kresse oder Kerbel, 6 Zweige Giersch nehmen.

Gemüse süßsauer

Pürierte Papaya (Obstportion) mit Salz, Ingwer, Paprika und wenig Essig zu einer Soße verrühren
Mit Salat oder kaltem Gemüse mischen
Frische Kräuter nach Jahreszeit fein gehackt dazu geben
Etwa 15 Min. durchziehen lassen

Avocadocreme mit Rucola

Sehr reife Avocado (80 g) mit der Gabel zerdrücken
Mit fein geschnittenem Rucola (höchstens 50 g) mischen
Schmeckt gut auf Knäcke, zu Tofu, Hülsenfrüchten oder Käse

Salatsoße mit Balsamico

2-4 EL Wasser mit 1-2 TL Balsamico verrühren
Kräutersalz oder eine Handvoll Giersch und fein geschnittene Zwiebel dazugeben
Mit Pfeffer, Kümmel, Curry oder anderen Gewürzen abrunden

Salatsoße mit Zitrone

2-4 EL Wasser mit 1-2 TL frischem Zitronensaft (Obstportion) verrühren
1 fein geschnittene Zwiebel zugeben und mit Salz und Pfeffer abschmecken

Salatsoße süßsauer

2-4 EL Wasser mit 1-2 TL Balsamico verrühren
1-2 MSP Senfmehl dazugeben und 10 Min. quellen lassen
Mit Salz abschmecken
Man kann ¼ süßen Apfel, ein Stück Papaya oder Mango darunter reiben
Zu dieser Mahlzeit darf man den Rest der jeweiligen Frucht als Obst essen

Marinade mit Quark, Hüttenkäse oder Ricotta

Eine kräftige Portion Kresse in Quark mit etwas Mineralwasser mixen und mit Salz abschmecken
Passt gut zu Blumenkohl, Chicorée, Chinakohl, Weißkraut, Gurken, Kohlrabi, Möhren, Paprika, Rettich, Auberginen, Fenchel, Kürbis, Zucchini und Sellerie
Varianten: Schnittlauch, Sauerampfer, Dill und Borretsch, Gundelrebe, Taubnessel oder Giersch eignen sich einzeln oder gemischt

Quark-Marinade scharf und süß

Quark mit Papaya (Obstportion) etwas Salz und Essig pürieren
Mit fein geschnittenem Kerbel und Kresse bestreuen
Varianten: Minze, Gundelrebe oder Giersch

Salatsoße mit Quark

Quark mit Wasser glatt rühren
Salz, Knoblauch und viel frische Kräuter: Petersilie, Schnittlauch, Brenn Nessel, Giersch oder Taubnessel dazugeben
Ca. 30 Min. bei Zimmertemperatur ziehen lassen
Rohes oder gegartes Gemüse vorsichtig untermischen
Auf knackigen Salatblättern anrichten

Kräuterquark-Marinade

Quark oder Hüttenkäse mit Mineralwasser glatt rühren
3-4 frische Pfefferminzblättchen und 4 Zweige Zitronenmelisse fein gehackt dazugeben
Zu mildem Gemüse: Möhren, Spargel oder Champignons servieren
Varianten: Statt Minze und Zitronenmelisse Giersch, Taubnessel und Schafgarbe verwenden

Salatsoße mit Ziegenfrischkäse

Ziegenfrischkäse mit etwas Mineralwasser zu einer glatten Soße verrühren, Salz, Pfeffer, Paprika oder Kreuzkümmel zugeben
Salatblätter, rohes oder gegartes Gemüse vorsichtig untermischen
Mit Dill, Kerbel, Petersilie oder Schnittlauch reichlich bestreuen

Soße zu kaltem Geflügel

Eine Portion pürierte Papaya mit Salz, Pfeffer, Curry, 1 gepresste Zehe Knoblauch und wenig Essig zu einer Soße verrühren
Nach dem ersten Bissen Eiweiß die Soße über das Fleisch geben
Dazu Gemüse nach Wahl

Soße zu Salat oder Gemüse

Eine Portion pürierte Papaya mit Salz, Ingwer, Paprika und wenig Essig zu einer Soße verrühren
Mit Salat oder kaltem Gemüse mischen, ca. 15. Min. ziehen lassen
Gut kombinierbar mit gerösteter Körnermischung

Gemüse-Rezepte

Alle Gemüserezepte können mit Eiweißsorten der eigenen Lebensmittelliste gemischt werden. So ergibt sich eine unendliche Vielfalt an Kombinationsmöglichkeiten und das Essen ist abwechslungsreich.

Bärenklau mit Möhren

1 Möhre und 1-3 Blätter Bärenklau in Gemüsebrühe dünsten, das ist ein wunderbar sanftes Gemüse

Schnittbohnen Eintopf

Bohnen mit Bohnenkraut, Lorbeerblatt und 1 Zweig Minze in Salzwasser ca. 20 Min. kochen
Dazu passen Fleisch, Räuchertofu, weiße Bohnen oder Feta

Möhrengemüse orientalisch

Möhren mit etwas Sellerie in Salzwasser dünsten
Fein gehackte Frühlingszwiebeln dazu
Mit Kreuzkümmel, Koriander und Zimt würzen
1 Bund Petersilie oder Giersch darüber streuen

Möhren-Püree mit Minze

Möhren mit 10 frischen Minzeblättern in kaltem Wasser aufsetzen, bei kleiner Hitze ca. 20 Min. garen
Wasser abschütten und auffangen
Möhren mit Minze pürieren, evtl. Kochbrühe zugeben
Mit Salz kräftig abschmecken

Kürbisgemüse mit Minze

Gewürfelten Kürbis ca. 10 Min. in Salzwasser dünsten
Das knackige Gemüse mit pürierter Papaya (Obstportion) und frischer Minze bestreuen
Dazu passen Hähnchen, Kalb und Lamm

Wilder Brokkoli

Die umhüllten Blütenstände Bärenklau oder Rhabarber (im Juni) wie Brokkoli zubereiten – ein ungewohnter leckerer Geschmack

Kohlrabi mit Minze

3-4 frische Pfefferminzblättchen mit Kohlrabistiften in kaltem Salzwasser aufsetzen und garen
Mit Kräutersalz abschmecken und mit einigen frischen Pfefferminzblättern garnieren
Dazu passen Hülsenfrüchte, Tofu oder Ziegenkäse
Varianten: Minze schmeckt mit Knollensellerie oder Chinakohl

Spinatsuppe mit Bambussprossen
Spinat mit Zwiebeln dünsten, mit wenig Gemüsebrühe auffüllen
Sprossen 5 Min. in der heißen Brühe ziehen lassen
Mit Kurkuma, Kardamom oder Koriander abschmecken

Kräutersuppe
Gemischtes Gemüse mit Oregano und Bohnenkraut kochen
Pürieren, mit Salz, Paprika und Kümmel herzhaft abschmecken
Dazu passen: Hülsenfrüchte, Sprossen, Tofu oder Feta
Varianten: Giersch, Kerbel, Sauerampfer oder Bärenklau nehmen

Bohnensalat mit Kräutern
Grüne Bohnen in Salzwasser mit Bohnenkraut kochen, abgießen
Zwiebel, Knoblauch, 1 Bund Dill und Schnittlauch fein hacken
Unter die heißen Bohnen mischen
Mit Zitrone (Obstportion) oder Essig abschmecken, mindestens 10 Min. ziehen lassen

Gurkensalat mit Zitronenmelisse
Salatgurke, ungeschält, entkernen und in feine Scheiben schneiden
Mit Zitrone (Obstportion), Salz und Pfeffer würzen
5 Zweige Zitronenmelisse fein schneiden und darunter mischen
Herzhafte Varianten: Schnittlauch, Bärlauch oder Frühlingszwiebel

Cremesuppe mit Roggenknäcke
Pro Portion ¼ l Gemüsebrühe mit einer fein gebröselten Scheibe Roggenknäcke (bei der Tagesration berücksichtigen) kurz zum Kochen bringen, mit dem Mixstab gründlich pürieren
Mit Gemüse wird das eine sanft nach Wald und Pilzen duftende Suppe
Dazu passen verlorene Eier oder Tofu, Feta, Mozzarella in Würfeln in die Suppe oder Ricotta unterrühren, oder Sprossen in den Teller geben und die Suppe darüber füllen
Varianten: Sauerampfer zugeben und mit Salz, Pfeffer, Muskat abschmecken, mit dem Mixstab gründlich aufschlagen
Statt Sauerampfer Brenn Nessel, Basilikum, Spinat, Kresse, Kopfsalat, Beinwell, Giersch oder Taubnessel verwenden

Bohnensalat griechisch

Grüne Bohnen in Salzwasser mit Bohnenkraut kochen, abgießen
Mit Paprika, Essig und Oregano die Bohnen herzhaft würzen
Oliven und Zwiebel gewürfelt zugeben, leicht untermengen und 20 Min. ziehen lassen, mit Oregano Blättern bestreuen

Pikante Gemüsesuppe

Knollensellerie, Lauch und anderes Gemüse in Salzwasser kochen
Mit Muskatnuss, 1 MSP Piment und Rosenpaprika herzhaft würzen
1 Bund frischen Kerbel fein gehackt dazugeben, sofort servieren
Eiweiß wie im vorigen Rezept oder Geflügel

Okra Gemüse

½ Zwiebel und ½ Tomate fein würfeln
Bei den Okras die obere Kappe vorsichtig abschneiden und in mundgerechte Stücke schneiden
In wenig Salzwasser mit 1 EL Essig ca. 30 Min. dünsten
Mit Schnittlauch, Knoblauch oder Curry würzig abschmecken

Kürbis-Suppe

Kürbis in ¼ l Gemüsebrühe pro Person kochen
Petersilie oder Giersch hacken und in der heißen Suppe pürieren
Mit Koriander, Kardamom oder Ingwer abrunden

Salat mit scharfen Kräutern

Kopfsalat, Chinakohl oder Chicorée fein schneiden oder zupfen
Reichlich Kresse und 50 g fein geschnittenen Rucola dazu
Aus Wasser, Salz und Essig eine Marinade rühren und den Salat untermischen

Brokkoli mit Bambussprossen

Bambussprossen mit Flüssigkeit aus dem Glas in den Topf geben
Zwiebel, Schnittsellerie und Bohnenkraut fein geschnitten darauf schichten, Brokkoli in Röschen darauf verteilen
Bei sanfter Hitze ca. 15 Min. dünsten
Mit Ingwer und Zimt abschmecken

Kürbis-Zucchini Gemüse

Kürbis und Zucchini in gleichen Gewichtsanteilen in mundgerechte Stücke schneiden und in mildem Essigwasser bissfest garen
Zwiebel, Basilikum und Minze fein hacken und untermischen
Mit Salz und gepresstem Knoblauch herzhaft abschmecken, schmeckt auch kalt

Kürbis mit Dill

Kürbis mit Zwiebeln sanft dünsten
Mit Schnittlauch und Dill bestreuen
Dazu passen Fleisch, Hülsenfrüchten und Schafskäse

Rohkost mit Zitronenmelisse

Rettich und Möhre fein reiben, mit Salz, Ingwer und Essig würzen
3 Zweige Zitronenmelisse fein hacken und untermischen, evtl. Wasser zugeben

Zucchini-Salat auf Radicchio

Zucchini in feine Scheiben schneiden mit Knoblauch, etwas Salzlake und gehackten Oliven marinieren (einlegen)
Radicchio, 15 Blättchen Zitronenmelisse und 1 Sträußchen Kresse fein schneiden, mischen

Rohe Champignons

Stiele der Champions herausdrehen
50 g Rucola und 4 Oliven fein schneiden und mit pürierter Papaya (Obstportion) mischen
Evtl. die zarten Stiele der Champions fein gehackt zugeben
Champions mit der Creme füllen
Gesamtmenge des Gemüses vorher abwiegen

Schmorgurken

Salatgurken oder kleine frische Gurken von bitteren Enden befreien, ungeschält in mundgerechte Stücke schneiden
Mit Salz, Pfeffer, viel Petersilie und Majoran mischen
10-20 Min. im eigenen Saft ziehen lassen
In einer beschichteten Pfanne bissfest dünsten

Frische Gurken-Suppe

Salatgurken von bitteren Enden befreien und mit Schale fein reiben
Mit Salz, Pfeffer und Zitrone (Obstportion) würzen
Reichlich Dill und Schnittlauch zugeben
Nicht kochen, sondern kühl servieren

Endivien mit Kürbis

Hokkaido Kürbis mit Schale würfeln
In Gemüsebrühe mit Zwiebeln garen
Fein geschnittenen Endivien mit Essig mischen
Heißen Kürbis mit Brühe unter den Salat stampfen, warm servieren

Sellerie-Schnitzel

Eine große Sellerieknolle ungeschält in Salzwasser ca. 45 Min. bissfest dünsten, Wasser abgießen, zur Mahlzeit trinken
Nach dem Abkühlen in 1 cm dicke Streifen schneiden, dünn schälen
Eine Würzsoße für Fleisch (siehe S. 93) zubereiten, Selleriescheiben darin wälzen, in der Pfanne von beiden Seiten braten

Auberginen-Schnitzel

Auberginen ungeschält in 1 cm dicke Scheiben schneiden
Mit Kräutern der Provence und zerdrücktem Knoblauch würzen
In wenig Salzwasser vorsichtig dünsten, die Auberginen dürfen nicht zu weich werden

Champignons mit würziger Füllung

Aus Champignons Stiele herausdrehen
Fein gehackte Papaya mit Rucola und Oliven mischen
Damit die Pilze füllen
Dazu passt Hütten- oder anderer Käse
Gesamtmenge vom Gemüse vorher abwiegen

Avocado Creme

Sehr reife Avocado und ebenso reife Papaya mit der Gabel fein zerdrücken
Entweder aufs Knäckebrot oder zum restlichen Gemüse essen

Auberginen Gemüse

Lauch und Aubergine in Salzwasser bissfest dünsten
Basilikum vor dem Servieren fein geschnitten darunter mischen

Warmer Lauchsalat
Lauch und Aubergine in Salzwasser dünsten
Avocado mit gepresstem Knoblauch und Zitronensaft oder Balsamico weich rühren
Tomate gewürfelt darunter, bissfestes Gemüse warm dazugeben
Mit Muskatnuss würzen

Lauchgemüse
Lauch mit Lorbeerblatt in Salzwasser bissfest dünsten
Heiß mit Muskatnuss und Zitronensaft oder Balsamico mischen
Gewürfelte rohe Tomate darunter mischen

Süßer Avocado Traum
Sehr reife Avocado mit wenig mildem Essig und Heidel- oder Brombeeren pürieren
Restmenge Gemüse zum Eiweiß essen

Rucola-Tomatensalat
Tomaten würfeln, Rucola und Lauchzwiebel fein schneiden
Mit, Salz und Zitronensaft oder Balsamico mischen

Warmer Rotkohlsalat
Rotkohl mit Nelke, Salz, Pfeffer und Lorbeerblatt in wenig Rotwein bissfest dünsten
Sauren Apfel grob geraspelt unter den heißen Rotkohl geben
Evtl. mit Essig abschmecken, etwas abkühlen lassen
Dazu passen Tofu oder weiße Bohnen

Sauerkraut mit Möhren
Geschnittene Möhren mit Petersilie oder Giersch in Wasser dünsten
Sauerkraut fein schneiden und mit den heißen Möhren mischen
Mit viel frischem Schnittlauch bestreuen

Sauerkraut mit frischem Grün
Sauerkraut sehr fein schneiden
Mit ½ passierten Tomate und etwas Wasser mischen
Schnittlauch, Bärlauch, Giersch, Gundelrebe, Taubnessel fein schneiden und unter das Kraut mischen
Dazu passen Hülsenfrüchten oder Tofu

Pfefferminz Möhren

Möhren oder anderes mildes Gemüse in kaltem Wasser ohne Salz mit 2-3 EL frischer gehackter Pfefferminze garen
Mit Kreuzkümmel, Salz und Rosenpaprika würzen

Avocado Salat

Avocado schneiden und Gewürzgurke fein würfeln
Mit Wasser, Salz und Essig würzen
Feingehackte grüne Kräuter nach Wahl dazu: Sauerampfer, Schnittlauch, Basilikum oder Koriander

Hülsenfrüchte

Jede Hülsenfrucht hat eine ureigene Zusammensetzung von Aminosäuren, deswegen darf man Hülsenfrüchte – wie Fleisch und Fisch – nicht mischen. Aus 85-95 g Trockenware (diese ist in den Speiseplänen oft angegeben) wird nach dem Kochen die doppelte Menge. Hülsenfrüchte sollte man über Nacht einweichen, das Wasser weggießen, gut abspülen und in frischem Wasser ohne Salz kochen. Es schadet nicht, wenn sich schon kleine Keime zeigen. So wird alles leichter gar und leichter verdaulich. Eine weitere Unterstützung für die Verträglichkeit von Hülsenfrüchten sind mitgekochte Fenchelsamen (statt Natron).

Man kann Hülsenfrüchte gut vorkochen und mehrere Tage im Kühlschrank aufbewahren. Ich verwende Hülsenfrüchte gerne aus dem Glas. Außerdem sind ein paar Gläser Hülsenfrüchte ein guter Vorrat, wenn man eine Mahlzeit schnell zubereiten möchte. Jedoch achte ich darauf, dass nur Salz zugesetzt wurde. Ich spüle Hülsenfrüchte aus Dose oder Glas immer unter fließendem Wasser ab, lasse sie auf Küchenkrepp trocknen und wiege erst dann. Hülsenfrüchte sind gegeneinander austauschbar (wie auf dem Plan erlaubt) und lassen sich wunderbar mit anderem Gemüse mischen, sei es kalt als Salat oder heiß als herzhafter Eintopf. Doch man kann auch Dipp oder Aufstrich daraus zubereiten.

Man kann Kichererbsen auch als Mehl verwenden, mit dem man Suppen bindet oder Brei zubereitet. Dann darf man nur die Menge nehmen, die im Plan als Gewicht (Trockengewicht von Hülsenfrüchten) angegeben ist.

Linsensalat

Linsen in Salzwasser mit viel Schnittsellerie und wenig Liebstöckel kochen
Zwiebel, Oliven, Tomate fein würfeln
Mit Essig und mildem Paprika als Salatsoße anrühren
Linsen abgießen, Gemüsebrühe auffangen
Linsen unter die Salatsoße mischen, bei Bedarf Gemüsebrühe zugeben, sofort warm servieren

Kichererbsen-Suppe

Kichererbsen eine Nacht einweichen
In Salzwasser mit viel Schnittsellerie und etwas Liebstöckel kochen
Mit Pfeffer, Paprika und viel frischem Knoblauch herzhaft würzen

Kichererbsen-Brei

Kichererbsenmehl mit der dreifachen Menge kochend heißer kräftig gewürzten Gemüsebrühe übergießen, 10 Min. quellen lassen
Mit gemischten Kräutern wie Brenn Nessel, Giersch, Gundelrebe, Salbei, Minze, Knoblauch oder Knoblauchrauke würzen
Schmeckt zu Gemüse, gebraten in der Pfanne oder als Brotaufstrich

Bohnen-Cremesuppe

Weiße Bohnen mit Bohnenkraut, Lauch und Möhre kochen
Ein walnussgroßes Stück frischen Ingwer und 1-2 TL Curry, Salz nach dem Garen zugeben und alles fein pürieren
Variante: Mit Kichererbsen oder Linsen schmeckt es ebenfalls

Paprika-Suppe mit Kichererbsen

Paprika mit Gemüsebrühe ca. 30 Min. zu einer sämigen Suppe kochen
Vorgekochte Kichererbsen (oder Sojabohnen) zugeben, mit dem Mixstab pürieren, mit 10 Blättern frischem Basilikum, 4 Blättern Bärlauch oder 1 Blatt Bärenklau anrichten

Weiße Bohnen mit Bärenklau

Frische Bärenklaublätter und -stängel (Gemüseportion) in Gemüsebrühe garen
Gegarte Bohnen 10 Min. darin ziehen lassen
Schmeckt als Suppe, als Salat, kalt oder warm

Kichererbsen mit Grünkohl 🌳

Getrocknete Kichererbsen über Nacht einweichen, gut abspülen, mit kaltem Wasser aufsetzen und ca. 45-60 Min. kochen
Inzwischen Grünkohl in Salzwasser 20-30 Min. dünsten
Mit Knoblauch, Pfeffer und Salz kräftig abschmecken
Gegarte Kichererbsen untermischen
Noch einmal kurz gemeinsam aufkochen, heiß servieren

Linsen mit Spinat

Spinat mit 1 TL Gemüsebrühe, Knoblauch, Kurkuma, Kreuzkümmel und Zwiebel dünsten
Gekochte Linsen die letzten 5 Min. dazugeben
Mit frischem Schnittlauch, Basilikum, Giersch, Sauerampfer oder Petersilie bestreuen

Linsen-Sellerie-Topf

Eingeweichte Linsen mit Majoran, Liebstöckel und Zwiebel bei schwacher Hitze 20-30 Min. kochen
Sellerieknolle grob hobeln und die letzten 10 Min. mitgaren
Mit Balsamico und Salz abschmecken
Lauchzwiebel oder Schnittlauch und Basilikum darüber streuen

Bohnendipp 🌳

1 Portion gekochte weiße Bohnen mit 1 Zehe Knoblauch, wenig Bohnenkraut und viel Thymian pürieren
Nach Bedarf Wasser zugeben, um eine zähe Konsistenz zu erhalten
Mit Salz, 6 Giersch-, 5 Rucola- und 3 Gundelrebeblättern,
1 Salbeiblatt und 1 Bund Vogelmiere herzhaft abschmecken
Weitere Verwendung: Als Füllung für Champions oder Paprika, zu gekochtem Gemüse, als Salatsoße mit Essig oder zum Binden einer Suppe

Gemüsesalat mit Linsen 🌳

Aus Rettich, Kohlrabi, Paprika und Sauerkraut einen Salat mischen
Mit Salz und Balsamico würzen.
Gekochte Linsen dazugeben, mit Kerbel und Schnittlauch bestreuen
Variante: Statt der oben genannten Kräuter Giersch und Löwenzahn verwenden

Herzhafter Aufstrich

Gekochte Kichererbsen mit 1 Bund Kerbel pürieren
Evtl. wenig Wasser zugeben, Konsistenz muss fest bleiben
Mit Salz, Essig und Muskat herzhaft abschmecken
Gehackte Gundelrebe, Basilikum, Giersch und Brenn Nessel dazugeben
Man kann mit dieser Paste Champignons oder Paprika füllen, oder sie direkt aufs Roggenknäcke geben

Weißkohl mit Dicken Bohnen

Weißkohl, Möhre, Selleriegrün, wenig Liebstöckel, Zwiebeln mit viel Bohnenkraut und etwas Thymian in Salzwasser kochen
Gekochte dicke Bohnen nach 10 Min. dazugeben
Weitere 10 Min. garen
Mit Knoblauch, reichlich Brenn Nessel und Vogelmiere mischen
Schmeckt am nächsten Tag auch kalt noch köstlich!

Kidneybohnen mit Sauerkraut

Gekochte Kidneybohnen (rote Bohnen) abtropfen lassen
Sauerkraut fein schneiden und darunter mischen
Mit Curry, Paprika, Ingwer, Pfeffer und Salz scharf würzen

Bohnen weiß-rot

Paprika rot, gelb oder orange, Möhren oder anderes rotes Gemüse mit Zwiebeln und Bohnenkraut in etwas Salzwasser garen
Vorgekochte weiße oder dicke Bohnen nach ca. 7 Min darauf verteilen und kurz mit erhitzen
1 Bund Petersilie gehackt dazugeben
Variante: Statt Petersilie 1 Bund Giersch, 5 Zweige Zitronenmelisse oder 5 Minzeblätter verwenden

Auberginen mit Bohnen

Auberginen und Zucchini würfeln und mit Zwiebeln, Oregano, Thymian und Bohnenkraut in Salzwasser ca. 20 Min. garen
Gekochte weiße Bohnen dazu und mit Knoblauch und 3 Blättern Gundelrebe abschmecken, schmeckt heiß oder kalt

Linsensalat

Linsen in Salzwasser mit 1 Bund Schnittsellerie oder glatter Petersilie,
3-5 Zweigen Majoran, 1 Zweig Liebstöckel nicht zu weich kochen
Linsen abgießen, Kochwasser auffangen
Salatsoße mit Kochwasser, Salz, Essig und Rosenpaprika zubereiten
Zwiebel, Oliven, Tomaten fein würfeln und alles gut mischen
Sofort warm servieren, schmeckt am anderen Tag auch kalt prima

Linsen süßsauer

Linsen, Zwiebeln, Möhren und Knollensellerie in Salzwasser kochen
1 Bund Sauerampfer sehr fein schneiden, nach dem Kochen zugeben
5 Min. ziehen lassen, nicht mehr kochen!
Mit Obst abrunden: Apfel, Mango, Papaya würfeln und dazugeben
Schmeckt warm oder kalt

Kichererbsensalat 1

Gekochte Kichererbsen mit Salz, wenig Essig und Zwiebeln mischen
Dazu Avocado, Tomate, geraspelte Gurke und evtl. Radieschen geben, Kresse und Rucola hacken und untermischen
1-2 Std. durchziehen lassen
Auf Salatblättern anrichten, mit Kresseblüten garnieren

Kichererbsensuppe

Kichererbsen eine Nacht einweichen
In Salzwasser mit 1 Bund Schnittsellerie oder glatter Petersilie und 1 Zweig Liebstöckel kochen
Giersch und Beinwell als Gemüseportion 1 Min. mitkochen
Mit Pfeffer und Paprika herzhaft würzen
Variante: Statt Giersch und Beinwell Brenn Nesseln, Taubnesseln, Melde oder Spinat verwenden

Linsensalat scharf und süß

Gekochte kalte Linsen mit Essig, Curry, Kurkuma, Ingwer, Pfeffer und Salz scharf abschmecken
1 Bund Rucola, 3 Minze- und 2 Salbeiblätter, Tomate und Zwiebel fein hacken und darunter geben
Apfel oder anderes Obst fein raspeln und untermischen

Bayerischer Linseneintopf 🌴
Linsen mit Suppengrün, Zwiebel, 1 Bund Schnittsellerie oder glatter Petersilie und 1 Zweig Liebstöckel in Salzwasser kochen
Mit Salz, Paprika, Kerbel, Kresse, Sauerampfer und Borretsch kräftig würzen, evtl. mit Essig pikant abschmecken
Variante: Schmeckt auch süßsauer mit einer Obstportion

Linsendipp auf italienische Art 🌴
Vorgekochte noch warme Linsen mit 4 schwarzen Oliven, 1-2 Gewürzgurken, viel Basilikum, etwas Majoran, Oregano und einem Hauch Rosmarin pürieren
Mit Salz und Pfeffer abschmecken und zu Gemüse oder Salat geben

Kichererbsensalat 2 🌴
Tomate, Zwiebel, Knoblauch fein hacken, Oliven in Scheiben schneiden, mit Essig und Salz mischen
Salbei, Minze, Rosen- und Bärlauchblüten fein gehackt dazugeben
Vorgekochte Kichererbsen zugeben, 20 Min. durchziehen lassen
Auf Salatblättern anrichten, mit Rosenblütenblättern und Minze bestreuen

Austern- oder Shiitakepilze

Nur diese beiden Sorten zählen zum Eiweiß, falls sie im persönlichen Plan bei den Eiweißgruppen aufgeführt sind. Diese Pilze lassen sich in der Pfanne dünsten und warm zum Salat geben. Man kann auch Pilzsuppe mit Gemüse daraus zubereiten. Zu einer Mahlzeit nur eine Sorte verwenden. Alle anderen Pilze gehören zum Gemüse, weil sie zu wenig Eiweiß enthalten und dürfen – wie alles Gemüse – gemischt werden. Das Trockengewicht von Pilzen mal 10 ergibt das Frischgewicht. 100 g frische Pilze (sind im Plan angegeben) entsprechen 10 g getrockneter Pilze.

Der Austernseitling oder Kalbfleischpilz mit seinen weißen, flauschigen Stellen auf der Oberfläche ist schmackhaft und vielseitig zu verwenden. Da er keinen starken Eigengeschmack hat, verträgt er kräftige Zutaten und Gewürze, passt aber auch zu leichten Salaten und anderen Gerichten.

Shiitake ist ein aromatischer Pilz, der leicht nach Knoblauch schmeckt. Man sollte Gerichte mit Shiitake erst nach dem Kochen würzen, damit man das Pilzaroma nicht überlagert.

Austernpilze mit Salbei

Pilze, 2 Blättchen Salbei und Zwiebel klein schneiden
In der Pfanne dünsten und mit Salz und Pfeffer würzen
Auf frischem Salat mit Oregano, Minze und Basilikum anrichten

Cremesuppe mit Austernpilzen

Gemüse in Salzwasser dünsten und zu einer Cremesuppe pürieren
Mit Salz, Zwiebeln, Knoblauch, Pfeffer und frischer Minze herzhaft abschmecken
Austernpilze in feinen Streifen in der Pfanne braten
Die heiße Cremesuppe auf den Teller geben und dann die Austernpilze hinzugeben, mit Minze oder Basilikum garnieren

Shiitakepilze mit Salat

Gemischte Blattsalate je nach Jahreszeit z. B. Löwenzahn, Giersch und Rucola mit Wasser, Salz und Balsamico abschmecken
Auf die Teller verteilen, Schnittlauch und Basilikum darüber streuen
Shiitakepilze und ½ Zwiebel mit Salz und Pfeffer würzen
In der Pfanne kurz garen, auf den Salat geben, sofort servieren

Gemüse mit Austernpilzen

Gemischtes Gemüse mit Zwiebel, Knoblauch und etwas Kümmel
In wenig Salzwasser dünsten
Austernpilze fettfrei mit Salz, Pfeffer, Paprika anbraten
Mit etwas Gemüsebrühe ablöschen und 10 Min. sanft garen
Einen Teil der Austernpilze mit dem Sud und dem Gemüse pürieren
Restliche Austernpilze, reichlich Petersilie, Giersch, Schnittsellerie und Löwenzahn darüber geben und heiß servieren

Austernpilze kalt serviert

Wasser und Essig zu gleichen Teilen mischen
Knoblauch, Thymian, Salz, Lorbeerblatt hinein geben
Austernpilze halbieren, in der Pfanne (ohne Fett) scharf anbraten
Heiß in den Essigsud legen, bis zu 24 Std. kühl ziehen lassen
Die Pilze werden abgetropft, zu mildem Gemüse oder Salat serviert

Feldsalat mit Austernpilzen

Feldsalat lässt sich gut mit andersfarbigen Blattsalaten mischen
Mit gehobelter Gurke oder Avocado wird er lecker und saftig
Tomaten oder Paprika kann man kalt oder warm dazugeben
Austernpilze in der Pfanne fettfrei dünsten und warm darüber geben
Mit Salz, Pfeffer, Balsamico und einem Hauch Knoblauch würzen

Zucchini mit Austernpilzen

Zucchini und etwas Möhre in wenig Salzwasser dünsten
Nach 5 Min. Pilze zugeben und weitere 5 Min. dünsten
Mit Salz und Muskat würzen
Basilikum und Giersch oder Petersilie darüber streuen

Pilzsuppe mit Gemüse

In ¼ l Wasser oder Gemüsebrühe grünes Gemüse nach Wahl garen
Brokkoli, Staudensellerie, Selleriegrün, Lauch, Spinat usw.
Austernpilze die letzten 5 Min. zugeben, nach Bedarf würzen
Sauerampfer, Knöterich oder Sauerklee klein gehackt dazugeben

Austernpilze gedünstet

Austernpilze in mundgerechte Stücke zerteilen, salzen und pfeffern
Mit gehackten Zwiebeln in der Pfanne 10 Min. dünsten
Giersch, Staudensellerie, Rucola und Tomate fein schneiden
Über die warmen Pilze geben und heiß servieren

Austernpilze mit Avocadocreme

Avocado mit Tomate und Oliven pürieren
Zwiebel in der Pfanne anbraten
Austernpilze dazugeben und öfters wenden
Auf Salatblättern anrichten und Avocadocreme dazugeben

Paprika mit Pilzfüllung

Pro Person 1 ganze Paprika aushöhlen und auswaschen
Chinakohl, Brenn Nessel, Giersch oder Beinwell klein schneiden
Austernpilze ebenfalls klein schneiden und dazugeben
Mit Kräutersalz, Majoran, Knoblauch und Zwiebel kräftig würzen
Alles in die Paprika geben und in wenig Salzwasser ca. 20 Min. dünsten

Fenchel mit Austernpilzen 🌴
Gemüsefenchel in Streifen bissfest dünsten
Austernpilze in der Pfanne garen, salzen und mit Schnittlauch, Basilikum, Dill und Borretsch bestreuen, heiß oder kalt servieren

Glasnudeln

Glasnudeln werden aus der Stärke von Sojabohnen hergestellt und gehören zum Eiweiß. Glasnudeln werden auch als Mungbohnen-Nudeln, durchsichtige Nudeln oder Bohnenfäden bezeichnet. Die dünnen Fäden bleiben nach dem Zubereiten fest. Man sollte beim Einkauf Glasnudeln nicht mit Reisnudeln verwechseln. Beide Sorten werden beim Kochen glasig, also durchsichtig, aber Reisnudeln bestehen aus Reisstärke. Bei Glasnudeln darf auch keine andere Stärke zugesetzt sein, sie müssen rein aus Mungbohnen sein.

Gewürze aus der asiatischen Küche passen gut zu Gemüse mit Glasnudeln: Ingwer, Sternanis, Fenchel, Nelken, Pfeffer, Muskat, Zimt, Kardamom, Kreuzkümmel, Kurkuma, Zitronengras und frischer Koriander. Glasnudeln in der auf dem Plan angegebenen Menge sind eine Eiweißportion für eine Mittag- oder Abendmahlzeit. Man gibt sie zu einer entsprechenden Gemüse- oder Salatportion.

Grundrezepte Glasnudeln

1. Glasnudeln in eine Schüssel geben, mit reichlich kochendem Wasser oder Gemüsebrühe übergießen, kurz ziehen lassen, auf ein Sieb geben, mit kaltem Wasser übergießen, gut abtropfen lassen und mit einem Messer mehrmals durchschneiden
2. Nudeln mit heißem Wasser für 10-15 Min. einweichen – fertig. Die weichen Nudeln mit einer Schere zerteilen
3. In eine Marinade nach Wahl geben oder mit Gemüse mischen, heiß nehmen die Nudeln Geschmack gut an

Glasnudeln mit Pilzen
Glasnudeln nach Grundrezept in würziger Gemüsebrühe zubereiten
Nach Saison: Champignons, Steinpilze oder Pfifferlinge mit Knoblauch und Zwiebeln in der Pfanne braten
Mit Salz und Pfeffer, Rosenpaprika und Curry herzhaft abschmecken
Abgetropfte Glasnudeln kurz mit den Pilzen braten

Glasnudelsalat

Glasnudeln nach Grundrezept in Wasser zubereiten
Abgetropfte Glasnudeln warm mit einer kräftigen Salatsoße und viel frischen grünen Kräutern mischen
Gegartes Gemüse klein dazugeben und 20 Min. ziehen lassen

Wildreis mit Pilzen

Wildreis ist schwarzer Reis und sollte im Bioladen gekauft werden, da anderer Wildreis stark chemisch belastet ist. Wildreis ergibt nur mit Austern- oder Shiitakepilz gemeinsam eine hochwertige Eiweißquelle. Bei den Mengenangaben ist Wildreis Trockengewicht. Wildreis sollte man in jedem Fall einzeln kochen, dann kann man ihn auch für mehrere Tage zubereiten.

Bei Austernpilzen ist das Frischgewicht angegeben. Shiitake Pilze gibt es oft nur getrocknet. Man muss sie einige Stunden einweichen, abtropfen lassen und erst danach die genaue Menge abwiegen.

Diese Eiweiß-Kombination ist sehr vielseitig und man kann Wildreis mit Pilzen zu jedem Gemüse essen. Aber auch zum Salat passt es prima. Alle Rezepte zu Austern- oder Shiitakepilzen können durch die Veränderung der Pilzmenge und die Zugabe der richtigen Menge Wildreis mit verwendet werden. Alle Rezepte im Gemüseteil werden durch Wildreis mit Pilzen eine komplette Mahlzeit.

Wildreis Grundrezept

Wildreis unter kaltem Wasser gründlich abspülen und mit 4 mal so viel kaltem Salzwasser zum Kochen bringen, 5 Min. sprudelnd kochen, weitere 40 Min. zugedeckt quellen lassen
Wildreis ist gar, wenn sich die Hälfte der Körner geöffnet haben
Verwendung: Gekochter Wildreis lässt sich bis zu 6 Wochen einfrieren. Im Kühlschrank hält er sich bis zu 2 Tagen

Salat mit heißer Reispfanne

Einen Salatteller der Saison vorbereiten und kräftig würzen
Zwiebel und Pilze in der sehr heißen Pfanne kurz anbraten
Gegarten Wildreis dazugeben und mitbraten, bis er richtig heiß ist
Evtl. etwas Wasser nachgießen
Reis mit Pilzen heiß über den Salat geben

Reissuppe

Wildreis in ausreichend Wasser mit Salz oder Gemüsebrühe kalt aufsetzen
Die letzten 10-15 Min. Gemüse nach Wahl und die Pilze zugeben
Mit Curry, Kurkuma, Paprika, Pfeffer Salz und Essig kräftig abschmecken
Knoblauchzehe fein schneiden und auf den Teller geben, darauf kommt die würzige Suppe

Herzhaftes Risotto

Gewürzgurke, Paprika, Zwiebel oder anderes herzhaftes Gemüse mit 1 Lorbeerblatt und 1 Gewürznelke in Salzwasser dünsten
Den vorgegarten Reis für 10 Min. mit ziehen lassen
Möglichst kleine Austernpilze in sehr feine Streifen schneiden, kurz in der Pfanne anbraten und über das Risotto geben

Risotto süßsauer

Gewürzgurke, Oliven, Sauerkraut fein schneiden und mit dem vorgegarten Reis für 10 Min. sanft erwärmen
Mit Salz, Essig, Rosenpaprika und mildem Curry würzen
Apfel, Mango oder Papaya fein schneiden und dazugeben
Möglichst kleine Austernpilze in sehr feine Streifen schneiden, kurz in der Pfanne anbraten und über das Risotto geben

Reissalat

Zwiebel, Gewürzgurke, Oliven, Radieschen, Rucola oder andere herzhafte Gemüse zu einem Salat mischen
Gegarten Wildreis und gebratene Pilze untermischen und einige Stunden gut durchziehen lassen
Mit Basilikum, Schnittlauch, Koriander oder Sauerampfer reichlich bestreuen

Sprossen

Körner oder Samen werden bei der Keimung und Sprossung durch die in ihnen ablaufenden Prozesse enorm verwandelt. Manche Vitamine erhöhen sich während der Keimung um ein Vielfaches und gleichzeitig wird das gekeimte Korn – oder die Hülsenfrucht oder der Samen – für den menschlichen Stoffwechsel vor verarbeitet. So werden die Inhaltsstoffe nicht nur wertvoller, sondern sie sind auch leichter aufzunehmen.

Samen wie Rettich-, Radieschen-, Kresse- oder andere scharfe Sprossen passen am besten zu einem frischen Salat (Kopf- und Eissalat, Chinakohl und Fenchel) und lassen sich leicht auf der Fensterbank ziehen.

Sprossen enthalten hochwertiges Eiweiß. Sie sind eine knackige Ergänzung für frische Salate, können auch in eine Suppe gegeben oder mit Gemüse gemischt werden. Manchmal bekommt man sie frisch auf dem Markt, doch man kann sie auch leicht selbst keimen lassen.

Einfache Sprossen-Keimung

Dazu nimmt man ein kleines Säckchen aus Nessel, Leinen oder Baumwolle (kann man leicht selbst nähen), gibt die Trockenmenge Hülsenfrüchte oder Samen hinein, verschließt es mit einem GefrierClip, 30 Min. in Wasser legen, dann 12 Stunden auf einem Salatsieb (mit Schüssel darunter) liegen lassen. Man wässert morgens und abends ca. 15-30 Min. und achtet darauf, dass die Sprossen die gewünschte Größe nicht überschreiten. Bei Linsen geht das Keimen schneller als bei Kichererbsen.

Bei Sojabohnen gibt es unklare Bezeichnungen: Mung(o)bohnen sind schwarz, Urdbohnen sind grün, sie wird oft als Mungobohne bezeichnet. Die grünen Urdbohnen sind die, die zum Keimen für Sojasprossen genommen werden. Sojabohnen sind gelb. Im Volksmund werden alle drei Sorten "Sojabohnen" genannt.

Alle Sprossen müssen nach dem Keimen gut abgespült und auf Küchenkrepp abgetropft werden. Erst dann wiegen. Die wertvollen Inhaltsstoffe sind in den Sprossen. Auch bei den Sprossen gilt: Nur eine Sorte zu einer Mahlzeit. Sprossen von Hülsenfrüchten wie Linsen, Bohnen und Sojabohnen, muss man immer kurz blanchieren (durch kochendes Wasser ziehen).

Sprossen, die nicht scharf sind, kann man mit jedem Gemüse kombinieren, und als heißen Eintopf herzhaft würzen. Man kann Sprossen entweder am Ende der Garzeit roh dazugeben oder sie kurz mitkochen.

Sprossen süßsauer ✱

Blanchierte Soja- oder Linsensprossen mit einem geriebenen Apfel, Gewürzgurke und Zwiebel mischen, mit Salz, Essig und Senfmehl kräftig würzen
Zu Fenchel, Brokkoli oder Spinat geben, schmeckt kalt oder warm

Rucola mit Sprossen und Mango

Rucola (50 g) und Feldsalat in mundgerechte Stücke zupfen
Gewürfelte Mango mit Frühlingszwiebeln oder Schnittlauch mischen
Sprossen dazugeben und alles gut mischen
Mit Salz, Dill, Kreuzkümmel und Kurkuma herzhaft würzen

Sauerkrautsalat mit Sojasprossen ✱

Sauerkraut fein schneiden, mit Kresse, Giersch, Schnittsellerie und Taubnesseln mischen (Gesamtmenge Gemüse beachten)
Blanchierte Sojasprossen untermischen, evtl. etwas Wasser zugeben
Dieser Salat kann frisch oder durchgezogen gegessen werden

Wirsing mit scharfen Sprossen ✱

Wirsing, Möhre und Zwiebel 10 Min. dünsten
Mit Kräutersalz und frischer Petersilie oder Giersch mild würzen
Rettich- oder Radieschensprossen frisch darüber geben
Kann am nächsten Tag auch noch kalt serviert werden

Wurzelgemüse mit Sojasprossen ✱

Eine Mischung aus Möhren, Pastinake, Petersilienwurzel, Sellerie mit Salz, Kurkuma und Petersilie würzen
In der Pfanne knackig garen, Sojasprossen die letzten 5-10 Min. dazugeben
Mit Bärlauch oder Knoblauchrauke mischen (nicht mitkochen)
Heiß oder kalt servieren

Gemüsepfanne mit Mungbohnen-Sprossen ✱

Gemüse der Jahreszeit kurz schmoren zum Beispiel Paprika, Champignon, Zwiebel, Fenchel, Chinakohl, Zucchini, Aubergine
Mit reichlich Curry, Kurkuma und Rosenpaprika bestreuen
Sprossen dazugeben und mit Wasser oder Gemüsebrühe angießen
Höchstens 20 Min. bei kleiner Hitze garen, muss knackig bleiben
Kann später auch kalt als Salat gegessen werden

Sprossen in Avocado-Dipp oder Marinade ♣

Avocado Dipp (S. 43) mit klein gewürfelter Mango mischen
Radieschen- oder Rettichsprossen damit mischen
Auf Salatblättern mit Löwenzahn und Sauerampfer anrichten

Sprossen mit Sauerampfer

Milde Sprossen nach Wahl
Sauerampfer fein schneiden und unter die Sprossen mischen
Mit Salz und Curry würzen, auf bunten Salatblättern anrichten

Spinatsalat mit Sojasprossen

Spinatblätter nicht zu fein und Champignons in sehr feine Scheiben schneiden, mit Salz, Pfeffer und Essig mischen
Eine sehr fein gehackte Zwiebel dazugeben
Sojasprossen kurz blanchieren, abtropfen lassen und warm über den Salat geben, mit Rosenpaprika würzen

Tofu

Tofu verwende ich meistens kalt. Ich lege ihn in Kräuter, Gewürze, Wasser und Balsamico ein – etwas kräftiger gewürzt als Geflügel und Fleisch. Da Tofu keinen Eigengeschmack hat und saugfähig ist, nimmt er den Geschmack gut an. Je länger Tofu eingelegt ist, desto intensiver schmeckt er. Ich lasse ihn abtropfen und gebe ihn entweder in gekochtes Gemüse oder zum Salat. Manchmal lege ich ihn auch aufs Roggenknäcke. Die Marinade verwende ich mit zum Gemüse oder zum Salat.

1. Würzsoße für Tofu

¼ l Wasser und 3-5 EL Balsamico mit Salz, Curry, Knoblauch, Paprika anrühren

2. Würzsoße für Tofu

¼ l Wasser und 5-7 EL Wein verrühren, mit Piment, Muskat, Lorbeerblatt, etwas Kreuzkümmel und Salz vermischen

3. Würzsoße für Tofu

¼ l Wasser und 3-5 EL Balsamico verrühren, dazu Pfeffer, Piment, Paprika, Knoblauch, 1 TL getrockneten Majoran oder Oregano

Herzhafter Tofu

Tofu natur oder geräuchert in Würfel schneiden
6 Zweige Schnittsellerie und 1 Zweig Liebstöckel fein geschnitten dazugeben, mit Salz, Pfeffer und Rosenpaprika würzen
In einem fest verschließbaren Gefäß gut durchschütteln und einige Stunden kühl ziehen lassen
In der Pfanne erwärmen und über einen frischen Salat oder in einen Gemüseeintopf mit Weißkohl, Chinakohl oder Möhren geben

Tofu

Tofu in kleinen Würfeln über Nacht in einer würzigen Marinade einlegen. Gemüse oder Salat nach Wahl dazu – fertig

Grüne Bohnen-Eintopf

Grüne Bohnen mit viel Bohnenkraut in Salzwasser kochen
Zwiebel und Tofu in kleinen Würfeln in der fettfreien Pfanne dünsten, unter die Bohnen mischen
Mit Knoblauch und Salz abschmecken, heiß servieren

Sauerampfer-Gemüse mit Ei, Tofu (Siehe S. 78)

Sauerampfer-Suppe mit Tofu

Wasser mit Salz, Pfeffer und Muskat aufkochen
Suppe vom Herd nehmen und Sauerampfer und Tofu dazugeben
Mit dem Schneidstab gründlich pürieren
Dazu ein Salat oder Gemüse nach Wahl

Gemüse-Tofu-Pfanne

Tofu in Würfeln oder Streifen mit Knoblauch, Ingwer und Curry mischen, 1-2 Std. im Kühlschrank durchziehen lassen
Fein geschnittene Möhren und Lauch in der Pfanne garen
Tofu kurz dazugeben und heiß servieren

Tofu am Spieß

Basilikum-Tofu, Zucchini, Gewürzgurken, Cocktailtomaten abwechselnd auf einen Spieß stecken
Auf Salat oder Sauerkraut anrichten
Mit etwas Balsamico besprühen und mit Schnittlauch bestreuen

Löwenzahnsalat mit Räuchertofu

Pro Person 1 Handvoll Löwenzahnblätter mit Knospen fein schneiden, mit Salz, Pfeffer und Balsamico mischen
1 Zwiebel und Räuchertofu anbraten und warm unter den Salat mischen und sofort servieren
Variante: Wem das zu bitter ist, der nimmt Chicorée oder Eissalat als Grundlage und dafür weniger Löwenzahn

Staudensellerie mit Räuchertofu

Staudensellerie schneiden und Möhren raspeln, beides dünsten
Die letzten 5 Min. Räuchertofu in Würfeln zugeben
Mit Salz, Basilikum und Pfeffer würzen
Das schmeckt auch kalt als Salat

Tofu-Omelett

Möhre oder Sellerie grob reiben und mit etwas Wasser auf den Boden der Pfanne flach andrücken, mit Deckel 5-7 Min. erhitzen
Tofu mit Piment, Majoran, fein gehackter Zwiebel, Mineralwasser und Salz pürieren
Über die kochende Masse verteilen, mit Deckel bei kleiner Hitze garen

Roggenknäcke mit Tofu

Roggenknäcke dick mit Avocado (80 g) bestreichen
Fein geschnittenen Schnittsellerie fest darauf drücken
Räuchertofu darauf, Gurke und Tomate dazu – fertig!
Variante: Avocado mit Dill oder Bärlauch bestreuen

Räuchertofu-Pfanne

Räuchertofu, Zwiebel, Oliven, Tomate oder anderes Gemüse fein würfeln, alles zusammen in wenig Salzwasser 10-20 Min. dünsten
1 Bund frischen Kerbel oder Kresse fein schneiden und untermischen

Eine süße Mahlzeit

Knäckebrot dick mit Avocado (80 g) bestreichen
Tofu darauf und zerdrückte Papaya darüber streichen
Gurke und Tomate dazu, Gesamtmenge Gemüse vorher abwiegen

Kuhmilch und Kuhmilchprodukte

Milch- und Käseprodukte sollen niemals mit Tomate gegessen werden, weil die Säuren in der Tomate die Aufnahme von Calcium behindern. Die Käsesorten kann man fast in jedem Rezept verändern, statt Quark kann man Hüttenkäse oder Ricotta, statt Kuhmilch Feta auch Mozzarella nehmen, je nachdem, was im Plan erlaubt ist.

Ricotta ist ein frischer, ungesalzener quarkähnlicher Käse aus Molke von Schaf- Ziegen- oder (meistens) Kuhmilch. Wenn der Ricotta aus Kuhmilchmolke hergestellt wurde, deckt er die Eiweißquelle Kuhmilchprodukte. Er lässt sich wie Quark verwenden, ist aber im Geschmack völlig anders.

Kräuterquark zum Dippen

Quark mit Salz und reichlich frischen grünen Kräutern mischen
Basilikum, Kerbel, Sauerampfer, Giersch, Löwenzahn, Petersilie, Kresse, mit dem Pürierstab zerkleinern
Man kann auch einige Salatblätter dazu nehmen
Evtl. etwas Mineralwasser zugeben, damit die Masse cremig wird
Einige Stunden durchziehen lassen
Dazu Möhren, Kohlrabi, Chicorée, Paprika, Staudensellerie in länglichen Streifen geschnitten

Gemüse-Auflauf mit Mozzarella

Eine Mischung aus gegartem Gemüse zusammenstellen
Blumenkohl, Brokkoli, Zucchini, Gurke, Paprika, Kohlrabi, Sellerie
Mit Salz, Pfeffer und Zitrone (Obstportion) vermengen
5 Zweige Taubnesseln, 2-4 Zweige Majoran und 3 Blätter Minze mischen, 20 Min. durchziehen lassen,
In eine feuerfeste Form schichten
Mozzarella in dünne Scheiben schneiden und darüber legen
Ca. 30 Min. im Backofen bei 150° C überbacken
Es schmeckt auch Basilikum oder Schnittlauch (frisch) dazu

Quark-Aufstrich

Quark mit etwas Mineralwasser glatt rühren
Mit Salz, 1 MSP Meerrettich oder Pfeffer und Senfmehl pikant abschmecken, frische Kräuter sehr fein hacken und dazugeben
Vogelmiere, Bärlauch oder Koriander passen besonders gut

Mozzarella mit Kräuterfüllung

Mozzarella vorsichtig einschneiden und etwas aushöhlen
Knoblauch, Basilikum, Schnittlauch oder Giersch, Gundelrebe, Sauerampfer und Brenn Nessel mit dem ausgehöhlten Mozzarella zu einer dicken Paste mixen
Mit Salz herzhaft abschmecken, evtl. etwas Wasser zugeben
Die Kräuterpaste in den Mozzarella füllen
Zu Salat oder Gemüse servieren

Süßes Quark Sandwich

Mango in dünne Scheiben schneiden
1-2 Scheiben Roggenknäcke mit etwas Quark bestreichen
Mango mit dem restlichen Quark darauf verteilen
Mit Zimt oder Ingwer bestreuen, dazu gibt es einen Salat

Feta zu Rucola und Mango

Fein geschnittene Zwiebel und Rucola (50 g), gerupfter Blattsalat auf Teller anrichten
Sparsam mit Essig besprühen
Mangoportion (160 g) klein gewürfelt darüber geben
Mit Koriander bestreuen
Feta auf grober Reibe fein darüber krümeln

Harzer Käse

Harzer Käse, Gewürzgurke, Olive, Silberzwiebel, evtl. Mais
Das ergibt eine herzhafte Mahlzeit für unterwegs

Hüttenkäse, Mozzarella oder Quark

Hüttenkäse oder anderen aufs Roggenknäcke
Dazu Avocado, Gurke, Paprika

Weißkohl mit Hüttenkäse

Weißkohl mit Kümmel bissfest garen
Hüttenkäse mit wenig Kochwasser von Weißkohl verrühren und 1 Bund fein geschnittenen Kerbel oder Giersch dazugeben
Kohl vorsichtig mit dem Käse mischen, schmeckt warm oder kalt

Sauerampfer-Gemüse mit Ei, Mozzarella (Siehe S. 78)

Roggenknäcke Pizza

Mozzarella eine halbe Stunde im Tiefkühlfach anfrieren
Fein geschnittene Zwiebel, Essig, Salz, Majoran, Oregano und etwas Wasser kurz in der Pfanne erwärmen
Zwei Roggenknäcke hineinlegen und ziehen lassen
Roggenknäcke mit Gemüse belegen (keine Tomate)
Mozzarella mit der groben Reibe darüber raspeln
Mit Deckel in der Pfanne backen, bis der Käse beginnt, zu zerlaufen.
Mit Oregano Blüten bestreuen

Auberginensalat

Aubergine in mundgerechte Stücke schneiden, in Salzwasser mit etwas Essig 8 Min. kochen
Auberginen abtropfen und auskühlen lassen
Quark mit etwas Mineralwasser und 1 Zweig Minze oder 1 Blatt Bärenklau pürieren
Mit Knoblauch, Salz und Rosenpaprika abschmecken
Über die Auberginen gießen und 15 Min. in den Kühlschrank stellen
Variante: Statt Minze 3 Blatt Knoblauchrauke oder 4 Zweige Zitronenmelisse

Champignons aus der Folie

Große Champignons putzen, Stiele vorsichtig herausdrehen und mit Knoblauch, Salz und Hüttenkäse pürieren
1 Bund Dill und Petersilie oder Brenn Nessel und Giersch fein hacken und untermischen
Pilze mit dem Hüttenkäse füllen
Erst in Butterbrotpapier und dann in Alufolie fest einpacken und ca. 15 Min. grillen oder im Backofen garen
Auf Salatblättern und Roggenknäcke heiß anrichten
Variante: Statt Champions Steinpilze verwenden

Ziegenkäse mit Minze

Ziegenfrischkäse mit viel feingehackter Minze mischen
Mit Salz und Pfeffer abschmecken
Zu einem bunten Sommersalat servieren, der ebenfalls mit wenig gehackter Minze verfeinert wird

Okra Salat mit Quark

100 g Okra in Salzwasser mit etwas Essig 10 Min. kochen
Quark mit Mineralwasser und Kresse, Dill und Schnittlauch mischen
Mit Knoblauch, Salz und frisch gemahlenen Senfkörnern würzen
Okra längs halbieren oder in dicke Scheiben schneiden und mit der Soße mischen, 15 Min. im Kühlschrank ziehen lassen
Variante: 5 Blättchen Schafgarbe, 10 Zweige Sauerampfer und 5 Löwenzahnblätter

Selleriesalat rot-weiß

Sellerieknolle roh oder gekocht grob raspeln und Möhre dazu raspeln
Quark mit Salz und etwas Mineralwasser, 1 Bund Schnittlauch oder 6 Blättern Giersch als Dressing mischen

Tsatsikicreme

Salatgurke raspeln, Knoblauch und Dill fein hacken, mit Quark mischen, mit Salz und Pfeffer würzen, etwa 10 Min. ziehen lassen
Passt zu Gemüse oder Salat
Variante: Statt Knoblauch Bärlauch oder Knoblauchrauke und statt Dill Rucola oder Vogelmiere verwenden

Sellerieschnitzel

1 cm dicke Scheiben von Knollensellerie in Salzwasser und wenig Essig bissfest garen
Sellerieschreibe mit Mozzarella Scheiben dick belegen
In der geschlossenen Pfanne nicht zu heiß backen, bis der Mozzarella etwas verläuft
Mit frischem Dill bestreuen und heiß servieren
Variante: Statt Dill Sauerampfer oder Glockenblumen mit Blüten verwenden

Möhren-Quark

Quark mit Salz, Pfeffer und 1 Bund Schnittlauch oder 2 Blättern Bärenklau mischen
Viel Möhre, weniger Kohlrabi und Rettich grob raspeln und unter den Quark geben
15 Min. durchziehen lassen

Sellerie mit Quarkmarinade

Von einer Sellerieknolle eine ca. 1,5 cm dicke Scheibe abschneiden.
Mit der Schale in wenig Salzwasser bissfest garen
Quark mit dem Kochwasser glatt rühren
1 Bund Schnittlauch oder Zitronenmelisse untermischen
Quark auf der Selleriescheibe anrichten, warm oder kalt servieren

Gemüse mit Quark

Brokkoli- und Blumenkohlröschen in Salzwasser bissfest garen
Quark mit Salz, Paprika und Muskat würzen
Gehackten Schnittlauch und Giersch darunter mischen
Gemüse abgießen, Sud auffangen
Mit etwas heißen Sud den Quark cremig rühren
Sofort über das Gemüse geben und servieren
Variante: Statt Giersch Petersilie verwenden

Sommerlicher Salat mit Mozzarella

⅓ Essig mit ⅔ Wasser mischen
Mit 1 TL getrocknete italienische Kräutermischung oder Kräuter der Provence, evtl. Knoblauch, Salz und Pfeffer würzen
Käse in mundgerechte Stücke schneiden und einige Stunden im Sud ziehen lassen, Sud abgießen, Kräuter in einem Sieb auffangen und wieder zum Käsegeben
Eine Portion fein gehackte Papaya vorsichtig unterziehen und alles zusammen über zuvor bereiteten Salat oder Gemüse geben
Schmeckt im Sommer köstlich, wenn man alles kühl zubereitet

Schafs- und Ziegenkäse

Das am meisten verwendete Produkt aus Schafmilch ist Feta. Leider ist ihm manchmal Ziegenmilch beigemischt. In den meisten Geschäften gibt es heute günstig Feta aus Kuhmilch. Wenn man diesen benutzt, deckt man die Eiweißquelle Kuhmilchprodukte (voriges Kapitel) ab. Deshalb sollte man die Zutatenliste genau beachten. Auch, wenn Schafe oder Ziegen abgebildet sind, heißt das nicht, dass der Käse ohne Kuhmilch hergestellt wurde. Feta ist sehr vielseitig zu verwenden, er schmeckt kalt und warm und man kann ihn gut mit heißem oder kaltem Gemüse mischen. Er eignet sich auch, um einen Gemüseauflauf zuzubereiten.

Das am meisten verwendete Produkt aus Ziegenmilch ist Ziegenfrischkäse, der herzhaft schmeckt. Man kann ihn zum Roggenbrot nehmen, als Salatsoße benutzen oder in eine Suppe rühren. Zu Gemüse nimmt man ihn pur als Dipp, um ihn nicht unnötig zu erhitzen.

Kürbis mit Feta

Geraspelten Kürbis, zerbröselten Feta, viel frischem Schnittlauch und Salz gründlich mischen
Mit einem geölten Backpinsel die Pfanne leicht fetten
Kürbismasse in die kalte Pfanne geben und bei kleiner Hitze mit Deckel langsam garen lassen

Feta von Schaf oder Ziege

⅓ Essig mit ⅔ Wasser mischen, dazu je 1 Zweig Bohnenkraut, Thymian, Salbei und Oregano, Knoblauch, Salz, Pfeffer
Feta in mundgerechte Stücke schneiden und einige Stunden darin ziehen lassen
Marinade abgießen, Kräuter in einem Sieb auffangen und wieder zum Feta geben
Pürierte Papaya oder Beeren (Obstportion) vorsichtig unter die Marinade geben und über vorbereiteten Salat oder Gemüse geben
Schmeckt im Sommer köstlich, wenn man alles kühl zubereitet
Variante: Statt der oben genannten Kräuter 1 EL Wildkräuter PUR[7]

Feldsalat mit Büffel-Mozzarella

Feldsalat vorsichtig putzen und nicht zu klein schneiden
Mit Salz, Pfeffer, Zwiebel und Balsamico anrichten
Mozzarella in Würfeln darüber geben
Mit Radieschenscheiben oder Paprika garnieren

Gemüseauflauf im Winter

⅓ Essig mit ⅔ Wasser mischen
Dazu 1 TL getrockneten Thymian, Salz, Pfeffer, evtl. Knoblauch
Feta in Stücke schneiden, einige Stunden im Sud ziehen lassen
Sud abgießen, Kräuter in einem Sieb auffangen und wieder zum Feta geben, mit gegartem Gemüse nach Wahl vorsichtig mischen, im Ofen ca. 10 Min. überbacken

---

[7] Wildkräuter PUR Rezept in „Meine wilde Freude“ von Rahel Bürger-Rasquin

Gemüseauflauf mit Feta

Gegartes Gemüse: Lauch, Brokkoli, Blumenkohl, Kohlrabi usw. mit wenig Wasser in eine feuerfeste Form geben
Mit frischem Pfeffer und Majoran oder Oregano bestreuen
Feta grob geraspelt oder gewürfelt darüber geben
Bei 150° C höchstens 15-25 Min. überbacken

Mangold oder Beinwell Doppeldecker

Pro Person 2 große Blätter frischen Beinwell oder Mangold
Feta in dünne Scheiben schneiden und 1 Blatt damit belegen
Mit Salz und Pfeffer bestreuen, das 2. Blatt fest darauf drücken
In der beschichteten Pfanne von beiden Seiten 2 Min. anbraten
Mit Wasser aufgießen und mit Deckel noch 5 Min. garen
Mit rotem Paprika oder Radieschen auf dem Teller servieren
Variante: Statt Feta Büffelmozzarella verwenden

Herzhafter Käsesalat

Mit etwas Wasser, Salz, Pfeffer, Schnittlauch, Bärlauch oder Schalotten und Essig eine Salatsoße zubereiten
Eine Mischung aus Sellerie, Staudensellerie, Möhre oder, Rettich grob raspeln und sofort mit der Soße mischen
Apfel oder Papaya fein schneiden und dazugeben
Feta in kleine Stücke schneiden und darüber geben

Feta-Möhren-Suppe

Pro Person ¼ l Gemüsebrühe mit 1 Scheibe Roggenknäcke kurz aufkochen
Möhren fein reiben, 1 Schalotte würfeln, zugeben und 5 Min. mitkochen
Mit Thymian oder Zitronenmelisse, Salz und Pfeffer abschmecken
Zum Schluss mit dem Mixstab gründlich pürieren
Feta in die heiße Suppe geben und sofort servieren

Kalte Gemüsesuppe

Gurke, Möhre, Knoblauch, Radieschen mit 5 Blättern Giersch, 3 Zweigen Zitronenmelisse und 3 Minzeblättchen fein pürieren
Evtl. etwas Wasser zugeben, mit Salz und Pfeffer abschmecken
Feta in kleinen Würfeln hinein geben
Mit frischer Kresse bestreuen und mit einer Kresseblüte servieren

Brenn Nesseln mit Feta

1 kleine Portion Brenn Nesseln und Giersch wie Spinat zubereiten
Feta und etwas Paprika oder Radieschen sehr klein würfeln
Beides unter das heiße Gemüse mischen und sofort servieren

Löwenzahnsalat mit Krabben oder Feta (Siehe S. 98)

Lauch-Feta-Pfanne

Lauch sehr fein schneiden und in wenig Salzwasser dünsten
Gewürfelten Feta die letzten 5 Min. dazugeben
Mit Muskatblüte, Pfeffer, evtl. etwas Zitrone (Obstportion) abschmecken

Suppe mit Ziegenfrischkäse

¼ l Gemüsebrühe mit 1 Scheibe Roggenknäcke kurz aufkochen
Zucchini grob raspeln und darin 5-10 Min. garen
Topf vom Herd nehmen
Eine Portion Ziegenfrischkäse mit dem Schneebesen gut unterrühren
Mit Basilikum und Schnittlauch oder Giersch und Salbei bestreuen

Avocado mit Ziegenfrischkäse

½ weiche Avocado aushöhlen, mit wenig Balsamico, Salz und
4 frischen Pfefferminz- oder 25 Zitronenmelisseblättchen würzen
Ziegenfrischkäse und Avocado pürieren
In die Avocadoschale füllen und auf Salatblättern anrichten
Mit Blättchen von Pfefferminze oder Zitronenmelisse garnieren

Gemüseauflauf mit Feta

⅓ Essig mit ⅔ Wasser mischen
Mit 1 TL getrocknete italienische Kräutermischung oder Kräuter der Provence, evtl. Knoblauch, Salz, Pfeffer würzen
Käse in mundgerechte Stücke schneiden und einige Stunden im Sud ziehen lassen, Sud abgießen, Kräuter in einem Sieb auffangen und wieder zum Käse geben
Mit gegartem Gemüse nach Wahl vorsichtig mischen und im Ofen 10 Min. überbacken oder in der Pfanne mit Deckel kurz erhitzen
Auf den Teller geben und mit gewürfelter Papaya oder anderem frischem Obst garnieren

Eier

Bei den meisten Teilnehmern sind 2 Eier eine Portion Eiweiß für abends oder mittags. Wer ein Ei zum Frühstück im Plan hat und z. B. 4 weitere zusätzlich pro Woche essen darf, der kann in der Woche nicht mehr als 5 Eier essen. Entweder fünfmal Frühstück mit 1 Ei oder 1-mal Frühstück mit 1 Ei und 2 Mahlzeiten mit je 2 Eiern.

Omelette und Rührei werden besonders locker, wenn man sie mit wenig Mineralwasser aufschlägt.

Kürbis mit Ei

Geraspelten Kürbis mit Eiern, viel frischem Koriander und Salz gründlich mischen
Mit einem geölten Backpinsel die Pfanne leicht fetten
Masse in die kalte Pfanne geben und bei kleiner Hitze mit Deckel langsam garen lassen

Eier gefüllt mit Wildkräutern

Eier nicht ganz hart kochen, schälen, halbieren
Eigelb mit etwas Wasser glatt rühren
Mit reichlich frischen Kräutern, z. B. Bärlauch, Knoblauchrauke, Basilikum, Petersilie, Schnittlauch mischen
Mit Salz abschmecken und Masse großzügig in die Eier füllen
Auf knackigem Salat anrichten

Gemüsesuppe mit Eiern

Gemüsesuppe nach Wahl kochen
Zum Schluss 2 zerschlagene Eier in die nicht kochende Suppe unter ständigem Rühren einlaufen lassen, nach 5 Min. servieren

Kräuter-Pfannkuchen

2 Eier mit etwas Wasser schaumig schlagen
1 Scheibe fein zerbröseltes Roggenknäckebrot einarbeiten
Mit Salz und Muskat würzen und 10 Min. quellen lassen
1 Handvoll frische Kräuter oder Wildkräuter fein hacken und unter den Teig mischen
Sofort ausbacken und heiß servieren
Dazu passt ein knackig frischer Blattsalat

Avocado-Eier-Salat 🌴
Avocado (80 g) klein würfeln, mit Essig besprühen
2 hart gekochte Eier würfeln, salzen und dazugeben
Evtl. Tomate, Zwiebel und Knoblauch dazu
Mit Kurkuma, Paprika oder Harrissa-Gewürz abschmecken
Auf Salatblättern anrichten, Gesamtmenge des Gemüses beachten

Eier-Auflauf
Gurke, Knoblauch, Petersilie, Tomate und Oliven fein hacken
Mit Salz und Pfeffer herzhaft würzen
In eine kalt ausgespülte kleine feuerfeste Form geben
Darauf vorsichtig zwei Eier gleiten lassen
Im vorgeheizten Backofen auf 175° C 15-20 Min. backen
Das Eigelb soll oben liegen und weich bleiben
Mit Kapern angerichtet in der Form servieren

Omelett mit Salat
Pro Person 2 Eier gründlich mit der Gabel verschlagen
Mit Salz und Muskatblüte würzen
Beschichtete Pfanne einmal mit Öl einpinseln (Ausnahme)
Eiermasse in die Pfanne geben
Sobald die Unterseite fest ist Omelett wenden und nur noch kurz garen, sofort servieren

Spinat mit Spiegelei
Spinat mit 1 gehackten Zwiebel in wenig Salzwasser dünsten
Beschichtete Pfanne einmal mit Öl einpinseln (Ausnahme)
2 Spiegeleier darin braten, mit Salz und Schnittlauch oder Bärlauch bestreuen, Spinat und Eier auf dem Teller anrichten
Spinat mit frischer Muskatnuss oder Muskatblüte bestreuen

Omelett mit Sauerampfer
2 Eier mit einer Handvoll Sauerampfer pürieren
Beschichtete Pfanne einmal mit Öl einpinseln (Ausnahme)
Von beiden Seiten ausbacken
Auf einer Hälfte pürierte Papaya (Obstportion) verteilen, doppelt schlagen, zu einem milden Gemüse oder Blattsalat servieren

Lauch-Auflauf

Lauch sehr fein schneiden, Möhre grob raspeln
Mit Salz, Pfeffer, Muskatnuss und etwas Zitronensaft (Obstportion) mischen, in eine gefettete Auflaufform füllen
2 Eier kräftig mit der Gabel schlagen
Mit 1 MSP Muskatblüte würzen und über das Gemüse verteilen
Im Backofen bei 150° C ca. 30 Min. backen

Eier

Zwei Eier hart kochen, Salatblatt, Tomate, Paprika, Gurke

Selleriesalat

Sellerieknolle in Salzwasser mit ein wenig Essig bissfest dünsten
Abgießen, Wasser auffangen
Sellerie in mundgerechte Würfel schneiden
2 hart gekochte Eier ebenfalls in Würfel schneiden und dazugeben
Nach Bedarf mit etwas von dem Kochwasser mischen
15 Blättchen Zitronenmelisse fein hacken und darunter mischen
Auf Blattsalat anrichten und mit Zitronenmelisse oder Gundelrebe garnieren

Gefüllte Eier

Pro Portion 2 Eier nicht ganz hart kochen, auskühlen lassen, schälen und halbieren
Eigelb mit Wasser, wenigen Tropfen Essig und Salz glatt rühren und wieder in das Eiweiß füllen
Tomate, Gurke, Olive und gefüllte Eier auf einem Teller anrichten
Jede Hälfte mit einem Sträußchen ganzer Kresse garnieren, gehackte Kresse über den Rest des Tellers streuen
Variante: Statt Kresse Giersch verwenden

Sauerampfer-Gemüse mit Ei, Tofu oder Mozzarella

Zwiebel und Knoblauch fein würfeln
Kopfsalat oder anderen grünen Salat und Sauerampfer fein schneiden
Alles gemeinsam in wenig Salzwasser dünsten
Mit Kümmel oder Pfeffer abschmecken
2 verquirlte Eier darüber geben und stocken lassen, heiß servieren
Varianten: Eier durch Mozzarella oder Tofu ersetzen

Zucchini-Omelette

Zucchini, Schnittsellerie, Dill und Eier pürieren
Mit Salz und Muskatblüte herzhaft würzen
Beschichtete Pfanne einmal mit Öl einpinseln (Ausnahme)
Eiermasse hinein geben und bei milder Hitze backen, bis die Eiermasse stockt
Varianten: Statt Schnittsellerie und Dill Brenn Nessel oder Taubnessel verwenden

Brokkoli Omelett

Brokkoli in wenig Salzwasser bissfest dünsten
Eier schaumig aufschlagen mit Muskatblüte und viel Schnittlauch würzen
Beschichtete Pfanne einmal mit Öl einpinseln (Ausnahme)
Omelett ausbacken, Brokkoli hineingeben, zuklappen und sofort servieren

Möhren Omelett

Möhre grob reiben und mit etwas Wasser auf den Boden der Pfanne flach andrücken, mit Deckel 5-7 Min. erhitzen
Eier mit Muskatblüte, Mineralwasser und Salz kräftig verquirlen
Über die kochende Masse verteilen, mit Deckel bei kleiner Hitze garen, mit frischem Schnittlauch servieren

Grüne Rühreier

Spinatblätter, Dill, Kerbel und Kresse (oder Giersch) fein schneiden und mit den Eiern verquirlen
Mit Salz und Muskatblüte würzen
Nicht zu heiß braten, sondern leicht stocken lassen

Kräuter Omelett

Pro Person 2 Eier und etwas Salz mit 2 EL getrocknetem oder 6 EL frischem Oregano (mit Blüten) mixen
10 Min. ziehen lassen
Beschichtete Pfanne einmal mit Öl einpinseln (Ausnahme)
Von beiden Seiten ausbacken
Dazu passt ein Blattsalat mit viel Schnittlauch oder Basilikum, mit Giersch oder Zitronenmelisse

Rührei mit Schnittlauch

2 Eier mit etwas Salz und 2 EL Schnittlauch und 2 EL Petersilie verrühren
Beschichtete Pfanne mit Öl einpinseln (Ausnahme), ausbacken
Dazu passen Blumenkohl, Möhren oder Spinat

Löwenzahnsalat mit Eiern

Pro Person 1 Handvoll Löwenzahnblätter mit Knospen fein schneiden
Hart gekochte Eier fein hacken
Oliven, Paprika und Tomaten – klein gewürfelt darüber geben
Schnittlauch, Bärlauch, Knoblauchrauke, Rucola oder Knoblauchgrün unter den Salat mischen, 10 Min. durchziehen lassen

Löwenzahnsalat mit Kresse

Löwenzahnblätter fein schneiden
Mit Salz und Zitrone (Obstportion) etwas weich stampfen
Tomate und Zwiebel würfeln und darunter mischen
2 hart gekochte Eier fein hacken, darüber streuen
Mit reichlich frischer Kresse bestreuen

Omelett mit Papaya

Pro Person 2 Eier gründlich mit der Gabel verschlagen
Mit Salz und Muskatblüte würzen
Beschichtete Pfanne einmal mit Öl einpinseln (Ausnahme)
Eiermasse in die Pfanne geben
Sobald die Unterseite fest ist Omelett wenden und kurz garen
Auf einer Hälfte pürierte Papaya verteilen, doppelt schlagen
Dazu passt mildes Gemüse oder Blattsalat

Kartoffel und Ei

In manchen Plänen kommt die Kombination von Kartoffeln plus Ei als Eiweißsorte vor. Dabei kommt zu einem Ei eine vorgeschriebene Grammzahl Kartoffeln. Man kann aus diesen Zutaten eine ganze Menge schmackhafter Zubereitungen zaubern. Kartoffeln mit Ei lassen sich gut zu Salat oder Gemüse servieren. Doch man kann auch eine Gemüsesuppe damit binden. Die Grammzahl im Plan bezieht sich auf rohe Kartoffeln, bei gekochten muss man 10 % mehr nehmen. Bei den Zubereitungen von Eiern mit Kartoffeln kann jeder die Eier Rezepte verwenden und Salz- oder Pellkartoffeln dazu essen. Doch es muss die entsprechend geringe Menge beachtet werden.

Löwenzahnsalat

Pro Person 1 Handvoll Löwenzahnblätter mit Knospen fein schneiden, mit etwas Wasser, Salz und Essig würzen
Heiße Pellkartoffel fest darunter stampfen
Gekochtes Ei noch warm klein geschnitten dazugeben
Oliven, Paprika und Tomaten – klein gewürfelt darüber verteilen

Kartoffelsalat

Heiße Pellkartoffel und ein hart gekochtes Ei schneiden
Mit wenig heißer Gemüsebrühe beträufeln und etwas Essig, Salz und Pfeffer abschmecken
Mit Gurke und Tomate auf Salatblättern anrichten
Mit Schnittlauch, Schnittsellerie, Kerbel, Kresse, Borretsch oder Dill bestreuen

Kartoffelsuppe

Sellerie, Lauch und Möhren in Salzwasser oder Gemüsebrühe kochen
Rohe Kartoffel fein reiben und in die heiße Suppe geben
Das Ei unterrühren und noch mal kurz erhitzen
Mit Kerbel, Kresse, Giersch oder Thymian kurz vor dem Servieren bestreuen

Kartoffel Flan mit Rosmarin

Kartoffel in kleinen Stücken mit Salz, Lorbeerblatt, Kreuzkümmel und Rosmarin kochen und gut ausdampfen lassen
Durch die Kartoffelpresse geben oder mit der Gabel fein zerdrücken
Eigelb darunter mischen
Eiweiß zu Schnee schlagen und vorsichtig unterheben
In leicht gefettete Förmchen geben und im Wasserbad 10 Min. garen
Auf den Teller stürzen und mit Wirsing oder Spinat sofort servieren
Variante: Frische Zucchini als Gemüseanteil unter die Masse und bei kleiner Hitze in der Pfanne mit wenig Wasser garen

Bratkartoffel

Gekochte Kartoffel fein schneiden, würzen und anbraten
Das Ei darüber geben, bei kleiner Wärme garen / stocken lassen
Vor dem Servieren mit gehacktem Schnittlauch oder Sauerampfer bestreuen

Kartoffelpuffer

Rohe Kartoffel grob reiben
Mit Zwiebel, Salz und Muskat würzen und mit dem Ei mischen
Als Puffer in der Pfanne braten

Kartoffelbrei

Heiße Salzkartoffel mit verquirltem Ei pürieren und kurz erhitzen
Evtl. etwas Wasser zugeben

Kartoffel-Omelett

Kartoffel grob reiben und mit etwas Wasser auf den Boden der Pfanne flach andrücken, Deckel darauf und 5-7 Min. erhitzen
Ei mit Muskatblüte, Mineralwasser und Salz kräftig verquirlen
Über die kochende Masse verteilen, mit Deckel bei kleiner Hitze garen, mit frischer Petersilie, Giersch und Pfeffer servieren

Fisch

Fisch bietet viele Möglichkeiten: Fischfilet, Fischpfanne, Fischsuppe, geräucherter Fisch, Fisch im Salat. Fisch würze ich manchmal erst nach dem Garen. Frische Kräuter wie Schnittlauch, Dill, Kerbel, Meerrettich, Basilikum, Giersch, Taubnessel, Brenn Nessel oder Vogelmiere passen gut dazu.

Seelachsfilet mit Pilzen

Mundgerechte Stücke Seelachsfilet in Weißwein sanft dünsten
Basilikum, Dill, Petersilie, Schnittlauch 1 Min. mitdünsten
Pilze mit Zwiebeln in der Pfanne schmoren und sofort mit dem Fisch servieren

Geräucherter Fisch

Geräucherter Fisch ist ideal für eine Mahlzeit außer Haus
Ob Forelle, Makrele oder Lachs – sie sind alle gleich gut geeignet
Frisches Gemüse dazu: Salatgurke, Paprika, Tomate, Gurke

Lachsfilet

Lachsfilet mit Haut in der heißen Pfanne kräftig anbraten
Deckel darauf, höchstens noch 10 Min. bei kleiner Hitze garen
Mit Salz, Balsamico und frischem Basilikum servieren
Dazu passen frischer Spargel, Schwarzwurzeln, Brokkoli, Blumenkohl, Sauerkraut oder ein Blattsalat

Lachs – rot und grün

Lachsfilet in die fettfreie Pfanne geben
Dick mit frischen Kräutern und Wildkräuter bedecken
Mit wenig Wasser in geschlossener Pfanne sanft dünsten
Passt zu Brokkoli oder Spinat, Feldsalat oder Kopfsalat

Fenchel mit Forelle

Fenchelknollen von den holzigen Außenblättern befreien
Dabei die zarten grünen Blättchen beiseitelegen
Die Knollen je nach Größe halbieren oder vierteln
In Salzwasser mit etwas Balsamico knackig dünsten
Inzwischen geräucherte Forelle auf dem Teller anrichten
Fenchel dazugeben, mit Fenchelgrün und Dill alles überstreuen
¼ Scheibe Tomate als Garnitur

Thunfisch aus der Pfanne

Tomaten, Paprika, Pilze, Knoblauch und Zwiebeln in der Pfanne ca. 10 Min. garen
Thunfisch aus der Dose (in Wasser) dazu und durchziehen lassen
Nach Geschmack würzen

Fischsuppe

Fischreste (nur eine Sorte) für Suppe beim Fischhändler besorgen und mit kaltem Wasser aufkochen
Sud abgießen und auffangen, Fischstücke entgräten und zurücklegen
Ein paar Zweige Giersch und Kerbel oder einige Blättchen Gundelrebe und Schnittlauch fein schneiden, dazugeben
Fischstücke zugeben und kurz erhitzen, nicht mehr kochen
Mit Salz abschmecken und heiß servieren
Variante: Statt der Kräuter oben nur Dill und Borretsch nehmen

Fenchel-Eintopf 🌴

Fenchelknolle, Staudensellerie, rote Paprika, Zucchini und Möhren mit wenig Salzwasser in einen Topf geben
Fischfilet in mundgerechten Stücken obenauf legen
Alles zusammen kurz dünsten
Mit Schnittlauch und Dill oder Zitronenmelisse anrichten
Kann am nächsten Tag sehr gut kalt gegessen werden

Thunfischsalat 🌴

Thunfisch in Wasser mit Tomate, Paprika oder Gurke als Salat mischen, Oliven oder Gewürzgurken dazu sind pikant
Mit Gewürzen und etwas Balsamico abschmecken

Forellen-Sandwich 🌴

Zwiebel, Gewürzgurke, Rucola und Borretsch und geräucherte Forelle fein hacken und mischen
Ein Roggenknäcke dick damit belegen
Mit Rucola und Tomate garnieren.
Evtl. mit einem zweiten Roggenknäcke bedecken
Variante: Dill, Bärlauch, Kresse oder Knoblauchrauke nehmen

Sauerkraut mit Lachsfilet

Sauerkraut mit etwas gemahlenem Kümmel oder Schwarzkümmel würzen, mit etwas Wasser in einen Topf geben
Lachsfilet darauf legen und nicht länger als 10 Min. dünsten
Mit frischen Kräutern, z. B. Basilikum, Schnittlauch, Kerbel oder mit Vogelmiere, Bärenklau, Kresseblüten oder Gänseblümchen anrichten

Forelle gebraten

Küchenfertige Forelle (frisch und ausgenommen) innen salzen mit
1 Zweig Rosmarin und 2 Salbeiblättern oder
1 Zweig Thymian und 2 Blättern Giersch füllen
In der heißen Pfanne kräftig von einer Seite anbraten, nicht wenden
Mit Deckel höchstens 10 Min. bei kleiner Hitze garen
Dazu bunt gemischter Blattsalat, Spinat oder anderes grünes Gemüse
Variante: Mit Knoblauchrauke oder Bärlauch füllen

Forelle mit grünem Meerrettich

2 TL grüne Blätter Meerrettich mit Wasser und Salz pürieren
Geräuchertes Forellenfilet mit der Soße und Möhrensalat oder -gemüse servieren

Matjes mit Brokkoli

Frisches Matjesfilet auf Küchenkrepp legen, bis alles äußere Fett gründlich abgezogen ist, in mundgerechte Stücke schneiden
Mit Frühlingszwiebeln oder Schnittlauch bestreuen
Inzwischen Brokkoli in wenig Salzwasser kochen
Auf dem Teller anrichten
Brokkoli reichlich mit Muskatblüte oder geriebener Muskatnuss bestreuen, man kann den Brokkoli auch kalt dazugeben

Thunfisch-Steak

Thunfischsteak trocken tupfen
In der heißen Pfanne jede Seite ca. 5 Min. braten, es darf nicht zu lange in der Pfanne bleiben, sonst wird es trocken
Dazu passt: Auberginen und Zucchini als Gemüse oder Avocado-Dipp mit Knoblauch

Forelle mit Kräuterfüllung

Küchenfertige Forelle waschen, trocknen, salzen und pfeffern
Kerbel, Dill, Kresse und Oregano klein zupfen und gemeinsam in den Fisch füllen
Jede Forelle in Bratfolie legen, diese zubinden und einige Male einstechen
Bei 220° C im vorgeheizten Backofen 20 Min. garen
Variante: Statt der oben angegebenen Kräuter Schafgarbe, Giersch, Brenn Nessel und Gundelrebe gemeinsam verwenden

Kohlrabi mit Thunfisch

Kohlrabi fein würfeln und 5 Min. mit etwas Salzwasser garen
Junge Kohlrabiblätter fein schneiden und roh dazugeben
Thunfischfilet von jeder Seite 1-2 Min. braten
Auf dem Teller mit Kohlrabi anrichten
Mit Salz, Muskat und Pfeffer würzen und mit viel Schnittlauch oder Bärlauch (auch Blüten) bestreuen

Geräucherter Lachs mit Dill

Geräucherten Lachs in mundgerechte Streifen schneiden
Sehr wenig frischen Meerrettich sehr fein reiben und mit Wasser und viel frischem Dill als Soße über den Lachs geben
Dazu passt ein Blattsalat ebenso gut wie frischer Spargel

Lachs mit Zucchini

Zucchini in hauchdünne Scheiben schneiden
In die Pfanne schichten, salzen, pfeffern
Mit 4 Zweigen Zitronenmelisse belegen
Lachsfilet oder Räucherlachs darauf legen und ca. 10 Min. garen
Mit frischen Blättchen von Zitronenmelisse garnieren

Schwertfisch mit Oliven und Minze

Schwertfischfilet einschneiden, geviertelte Oliven in die Taschen stecken
1 Zehe Knoblauch, 4 Blatt frische Minze, Tomate klein hacken
Mit Koriander und Salz würzen und in der Pfanne mit 1 EL Wasser andünsten
Fischfilet darauf legen und bei geschlossenem Deckel 5 Min. mit dünsten
Variante: 6 Blättchen Gundelrebe oder 1 Blatt Bärenklau verwenden

Sardinen mit Fenchel

Fenchelknolle längs in Scheiben schneiden
In wenig Salzwasser bissfest garen
Küchenfertige Sardinen pfeffern und salzen
Auf beiden Seiten je 2 Min. braten oder grillen
Fenchelscheiben mit reichlich Rucola bestreuen, Sardinen darauf anrichten

Matjesfilet mit Dill

Matjes abspülen und schneiden
Zwiebel oder Schnittlauch und Dill fein hacken, mit Pfeffer, Essig und etwas Wasser zu einer Marinade verrühren
Alles gut mit dem Fisch mischen
Einige Stunden im Kühlschrank ziehen lassen

Dillfisch

Fischfilet von weißem Fisch, Seelachs, Scholle oder Ähnliche, in wenig Salzwasser mit einer blühenden Dolde von Dill dünsten
Dillgrün sehr fein schneiden und die letzten 5 Min. zugeben
Zu Möhren, Paprika oder einem anderen farbigen Gemüse reichen

Fisch-Gemüse-Paste

Räucherfisch und gekochtes Gemüse mit Wasser pürieren
Mit Essig und Senfmehl würzen und auf Salatblättern anrichten
Mit viel Dill und Schnittlauch oder Schnittsellerie und Knoblauchrauke bestreuen

Fischfilet

Fischfilet mit Salz und gepresstem Knoblauch einreiben
Thymianzweige in die Pfanne legen, Fisch fest darauf drücken
Zugedeckt ca. 10 Min. dünsten
Statt Thymianzweig zwei Blätter Wiesenbärenklau verwenden
Zu Blattsalat oder zu frischen grünen Bohnen servieren

Matjessalat

Zucchini, Gurke, Paprika, frische Champignons würfeln
Knoblauch pressen und darunter geben, Matjesfilet in mundgerechten Stücken untermischen, evtl. etwas Wasser zugeben
Salat ca. 1 Std. durchziehen lassen
Mit viel frischem Schnittlauch oder Kerbel, Bärlauch oder Sauerampfer servieren

Artischocken mit Muscheln oder Fisch (Siehe S. 98)

Fischfilet mit Gemüsepüree

Rohes Gemüse nach Wahl mit Knoblauch, Schnittsellerie und Kerbel pürieren, evtl. etwas Wasser zugeben
Fischfilet mit Salz und Pfeffer einreiben
Eine feuerfeste Form mit wenig Fett ausreiben
Fisch hinein geben und mit dem Püree begießen
Bei 200° C ca. 20 Min im vorgeheizten Backofen backen
Mit Kresse oder wenig frischen Senfblättern anrichten

Geräucherte Forelle 🌳

Tomaten- und Gurkenscheiben abwechselnd auf dem Teller anordnen, mundgerechte Stücke geräucherter Forelle darauf verteilen
Mit viel frischer Kresse bestreuen und mit essbaren Blüten von Kapuzinerkresse garnieren

Möhren-Zucchini-Fischsuppe 🌳

Möhren und Zucchini grob raspeln und mit Zwiebel und Knoblauch in einer Tasse Salzwasser dünsten, alles pürieren
Fischfilet in mundgerechten Stücken dazugeben, 5-7 Min. garen
Oder geräucherte Filets in der Suppe erwärmen
1 Bund Kerbel unterrühren und heiß servieren
Variante: Statt Kerbel 20 Blättchen Zitronenmelisse oder 5 Blättchen Schafgarbe nehmen

Thunfisch Steak

Fein gehackte Knoblauchzehen mit etwas Essig, Wasser und geschnittenen Kerbel mischen
Thunfisch darin ca. 1 Std. marinieren
Abtropfen lassen und Blattsalat mit der Marinade zubereiten
Steaks von beiden Seiten ca. 1 Min. rosa grillen oder braten
Auf dem Salat anrichten und mit reichlich Kerbel bestreuen
Variante: Statt Kerbel Dill oder Sauerampfer verwenden

Lachsfilet im Auberginenkranz (geht auch kalt) 🌳

Auberginen in mundgerechte Würfel schneiden und mit viel Thymian und Oregano bissfest dünsten
Anschließend mit wenig Essig mischen
Lachsfilet mit Haut in mundgerechte Stücke schneiden, salzen
Lachs in der Mitte des Tellers anrichten und die Auberginen als Kranz herum legen
Mit fein gehacktem Bärlauch großzügig bestreuen

Räucherlachs mit Artischocken 🌳

Artischocken aus der Dose in abtropfen lassen
In mundgerechte Stücke schneiden und auf den Teller geben
Lachsscheiben einzeln dazulegen
Mit viel Basilikum oder Giersch bestreuen

Forelle gebraten mit Bohnen
Küchenfertige Forelle innen salzen und einen großen Zweig Bohnenkraut hinein geben
In der fettfreien Pfanne von beiden Seiten anbraten und ca. 7-10 Min. garen
Dazu passen grüne Bohnen, die mit Bohnenkraut gekocht wurden
Variante: Statt Bohnenkraut Oregano, Thymian oder Salbei

Matjes mit Bohnen
Grüne Bohnen mit Bohnenkraut in Salzwasser garen
Matjes und Zwiebel würfeln mit den Bohnen mischen und warm servieren, schmeckt am anderen Tag auch kalt

Thunfisch, scharf
Thunfisch in Wasser aus der Dose mit 50 g Rucola, Salz und Essig mischen, auf gemischtem Salat anrichten

Seelachsfilet auf Romanasalat (geht auch kalt)
Seelachsfilet mit Haut in mundgerechte Stücke schneiden
Mit Salz und reichlich Curry oder Kurkuma würzen
Bei kleiner Hitze mit wenig Wasser in der Pfanne mit Deckel 10 Min. garen
Salatblätter schneiden, mit Salz, Essig und reichlich Schnittlauch mischen
Salat auf den Teller geben und Fisch darüber verteilen

Thunfisch Steak mit Chicorée
Thunfisch in heißem Öl – je nach Dicke – 6-10 Min. braten
Mehrfach wenden
Chicorée fein schneiden, Tomate in dünne Scheiben schneiden
Avocado mit Zitrone und Knoblauch pürieren
Alles nebeneinander auf den Teller anrichten
Mit Basilikum Blättern großzügig bestreuen

Lachsfilet mit Bärlauch
Lachsfilet vorsichtig etwas einschneiden
Mit fein gehacktem Bärlauch spicken
In wenig Wasser zugedeckt 10 Min. garen

Geflügel

Ich gare Geflügel in einer beschichteten Pfanne mit etwas Wasser und lege nach dem Umdrehen den Deckel darauf. Geflügel muss mindestens 15 Minuten garen, damit jede Krankheitsgefahr ausgeschlossen wird. Geflügel mariniert man meistens 12-24 Stunden. Natürlich darf es während dessen nur im Kühlschrank lagern.

1. Würzsoße für Geflügel

Curry, Balsamico, Knoblauch oder andere Gewürze nach Wahl mit etwas Wasser und 1 EL Balsamico anrühren
Geflügel damit bestreichen und durchziehen lassen

2. Würzsoße für Geflügel

Piment, Muskat, gemahlenes Lorbeerblatt, etwas Kreuzkümmel, Salz in Wasser und Balsamico verrühren
Geflügel einige Stunden durchziehen lassen

Geflügelsuppe

Klein geschnittene Putenschnitzel oder Hähnchenbrust in Wasser kalt und ohne Salz aufsetzen
Möhren, Sellerie, Lauch und evtl. Knoblauch zugeben
Mit Salz, viel Curry und Kurkuma herzhaft abschmecken
Mit frischem Giersch vor dem Servieren reichlich bestreuen

Hähnchenbrust mit Lauch

Hähnchenbrust in viel Curry wälzen und ziehen lassen
Lauch in sehr feine Streifen und rote oder gelbe Paprika in feine Würfel schneiden
Hähnchenbrust in der fettfreien Pfanne von einer Seite anbraten
Gemüse darüber verteilen und bei geschlossenem Deckel 20 Min. garen, heiß servieren und mit Muskatblüte bestreuen

Geflügelsalat

Gebratene Hähnchenbrust, Champignons, Salatgurke, Tomate und Spargel in mundgerechte Stücke schneiden
Mit Salz, Balsamico und einem Hauch Muskat würzen und einige Zeit gut durchziehen lassen
Geflügelsalat auf Blattsalat mit Kresse oder Rucola anrichten und Pfeffer frisch darüber mahlen

Rosenkohl mit Putenbrust

Putenbrust mit der 2. Würzsoße aufsetzen
Mindestens 20 Min. garen, evtl. etwas Wasser zugießen
Rosenkohl in Salzwasser sanft dünsten und auf dem Teller mit frisch gemahlener Muskatnuss bestreuen

Putenschnitzel mit Zucchini

Putenschnitzel in Kräutern der Provence wälzen und in der Pfanne von einer Seite kräftig anbraten
Zucchini in Scheiben und wenig Wasser dazugeben
Bei geschlossenem Deckel 15 Min. garen
Variante: Mit zusätzlich Tomate und Basilikum lässt sich ein Geflügelsalat für unterwegs zubereiten

Hähnchenbrust mit Thymian

Filets in dünne Scheiben schneiden und von beiden Seiten salzen und pfeffern
1 Zweig Thymian in eine Scheibe Filet rollen und das Röllchen mit Zahnstochern verschließen
Geflügel rundum anbraten und mindestens 15 Min. sanft garen
Variante: Statt Thymian Beinwell (herb) oder Sauerampfer verwenden

Geflügel-Geschnetzeltes

Geschnetzeltes mit mildem Paprika würzen
Zwiebel, Olive und anderes Gemüse ebenfalls schnetzeln
Reichlich Bohnenkraut in wenig Salzwasser geben
Gemüse und Geschnetzelt aufeinanderschichten und 20 Min. sanft garen

Geflügel-Geschnetzeltes mit Brokkoli

Geflügel vor dem Garen nach Belieben würzen und durchziehen lassen
In der fettfreien Pfanne von beiden Seiten anbraten
Brokkoli getrennt in Salzwasser nicht zu weich kochen
Geschnetzeltes mit Brokkoli und Schnittlauch heiß servieren
Eine eingeplante zweite Portion zu einem herzhaften Salat mit frischen Kräutern wie Schnittlauch, Kresse, Petersilie oder Taubnesseln mischen

Gemüsepfanne mit Gehacktem (Siehe S. 94)

Gehacktes mit Oregano (Siehe S. 95)

Geflügel-Gemüsepfanne

Hähnchenbrust in feine Streifen schneiden, kräftig würzen
Mindestens 10 Min. ziehen lassen
Gemüse nach Wahl vorbereiten: Paprika, Champignon, Zwiebel, Fenchel, Chinakohl, Zucchini, Aubergine usw.
Geflügel in beschichteter Pfanne fettfrei anbraten
Mit reichlich getrocknetem Majoran bestreuen
Gemüse dazugeben, mit wenig Salzwasser oder Gemüsebrühe aufgießen, mit Deckel 20 Min. bei kleiner Hitze garen

Entenbrust mit Orangen

Entenbrust abwaschen, abtrocknen, auf der Fleischseite mit Salz, Pfeffer und Kurkuma einreiben
7 Min. die Fettseite scharf anbraten
Fleischseite höchstens 5 Min. anbraten
E-Platte auf 0 stellen, Entenbrust aus der Pfanne nehmen, mit scharfem Messer in 1 cm dicke Streifen schneiden, sofort wieder in die Pfanne legen
Eine geschälte, vom weißen befreite Orange, Zitrone oder ½ Mango in feinen Streifen geschnitten zu der Ente geben, umschwenken und sofort heiß servieren
Dazu passt grüner Salat mit Tomate und viel frischen Wildkräutern

Omas Hühnersuppe

Viel Petersilie, Möhre, Lauch mit kleingewürfelter Hähnchenbrust in kaltem Wasser zum Kochen bringen, 30 Min. bei kleiner Hitze garen
Mit Salz, Muskat, frischen Kräutern oder Wildkräutern würzen
Während Erkältungen oder anderen Krankheiten, die mit Schwäche einhergehen, ist das eine Wohltat.

Hähnchenbrust mit Zitrone

Hähnchenbrust dick mit Kräutersalz einreiben
Nach dem Anbraten 1 EL zerkleinerte Biozitrone mit Schale dazugeben
15 Min. bei kleiner Hitze mit Deckel schmoren

Fleisch und Wild

Ich lege Fleisch und Wild gerne in Kräuter und Gewürze ein, denen ich manchmal auch etwas Balsamico und Wasser zufüge. Entweder über Nacht oder auch nur für ein paar Stunden eingelegt, nehmen Wild und Fleisch den Geschmack gut an. Wichtig ist, dass auch wenn man das Fleisch einlegt, es weiter kühl gestellt wird, damit es nicht verdirbt. Es lässt sich als Filet oder als Geschnetzeltes gut vorbereiten und auch – als vorbereitete Mahlzeit – kalt essen. Die Marinade verwende ich anschließend zum Kochen oder Würzen von Gemüse und Salat.

Würzsoße für Fleisch

Wasser, Pfeffer, Balsamico, Piment, Paprika, Knoblauch nach Geschmack, viel getrockneten Majoran oder Oregano verrühren
Fleisch von allen Seiten damit einreiben
Über Nacht oder länger im Kühlschrank durchziehen lassen

Rotweinbeize für Wild

Rotwein, Salbei, Thymian, Basilikum und Estragon in ein entsprechendes Gefäß geben, Fleisch muss bedeckt sein
Fleisch bis zu 4 Tagen ziehen lassen, je nach Größe 1-2 wenden

Grüne Bohnen mit Schinken

Grüne Bohnen mit Lauch, Möhre und Selleriegrün in Salzwasser kochen, gekochten Schinken die letzten 5 Min. dazugeben

Essigbeize für Schwein und Wildschwein

Wasser und Essig zu gleichen Teilen mischen
1 EL Sauerkrautgewürz oder Sauerbratengewürz zugeben
Fleisch darin bis zu vier Tagen bei kühler Temperatur ziehen lassen
Je nach Größe ein bis zweimal wenden

Wildfleisch süßsauer

Pürierte Papaya mit Salz und Pfeffer, 1 Zehe Knoblauch wenig Essig und 50 g fein geschnittenem Schnittlauch zu einer Soße verrühren
Nach dem ersten Bissen Eiweiß die Soße über das fertig gegarte – warme oder kalte – Fleisch geben
Dazu passt Ente, Hirsch, Wildschwein, mit Rosenkohl, Rotkohl

Gemüsepfanne mit Gehacktem

Gehacktes oder Geschnetzeltes von Rind, Schwein oder Geflügel in der Pfanne fettfrei anbraten
Zucchini, Aubergine, Gurke, Paprika, Knoblauch, Zwiebel, Salz, viel Majoran und Kurkuma mischen – zu dem Fleisch geben
Bei kleiner Hitze mit Deckel garen lassen
Das schmeckt am nächsten Tag auch kalt noch prima!

Hirschgulasch mit Pilzen

Fleisch anbraten und gehackte Zwiebel zugeben, mit Wasser angießen
Mit Salz, Pfeffer, Lorbeerblatt und Piment (oder Sauerkrautgewürz) würzen und ca. 60 Min. garen
10 Min. vor Ende der Garzeit Pfifferlinge, Champignons, Steinpilze (gemischt oder einzeln) und Thymian dazugeben

Thymian-Fleisch

Schweinelende in 1 cm dicke Scheiben schneiden
Reichlich mit Knoblauch einreiben und etwas salzen
Frische Thymianblätter in die Pfanne legen
Schweinelende fest darauf drücken und mit Deckel einige Stunden kühl durchziehen lassen
Anschließend in der geschlossenen Pfanne ca. 10 Min. bei kleiner Hitze schmoren
Schmeckt wunderbar zu sanft gewürzten Kohlgerichten
Variante: Auf die gleiche Art lässt sich auch Lamm zubereiten

Rehmedaillon mit Rotkohl

Rotkohl, Zwiebel und ½ sauren Apfel (Obstportion) mit Nelken, Lorbeerblatt und Salz in wenig Wasser ca. 30 Min. garen
Rehfleisch von beiden Seiten 3-5 Min. scharf braten
Gemüse und Fleisch auf warmem Teller anrichten
Mit frischen Minzeblättern oder Gundelrebe anrichten

Grüne Bohnen mit Lamm

Bohnen und Lammfleisch mit Salz, Knoblauch, Bohnenkraut und Oregano in wenig Wasser ca. 40 Min. garen
Varianten: Schmeckt auch mit 1 Zweig Minze oder Thymian, mit Gundelrebe, Giersch oder Zitronenmelisse

Lammfilet mit Bohnen

Lammfilet oder andere erlaubte Lammteile mit Knoblauch, Majoran und Curry einige Stunden durchziehen lassen
In die heiße Pfanne geben und die Unterseite kurz anbraten
Aus der Dose abgetropfte grüne Bohnen darauf geben
Mit Deckel 10-15 Min. garen lassen
Hinweis: Wenn man frische oder tief gefrorene Bohnen nimmt, sollte man sie alleine garen und dann die letzten 5 Min. dem Lamm zufügen, damit alles gut durchziehen kann

Weißkohl mit Corned Beef

Weißkohl mit Nelke, Zwiebel, Lorbeerblatt in Salzwasser aufsetzen
Dann geraspelte Möhre und fein geschnittenen Lauch zugeben
Corned Beef die letzten 5 Min. zugeben
Insgesamt darf das Gericht nicht länger als 15 Min. dünsten
Varianten: Mit Geschnetzeltem, das einzeln gebraten wurde
Statt Weißkohl Wirsing oder Chinakohl verwenden

Gehacktes mit Oregano

Zwiebel, Knoblauch, 3 Zweige Oregano fein hacken und mit Hackfleisch vom Rind, Schwein oder Geflügel mischen
Mit Salz, Paprika und Pfeffer kräftig würzen und in der Pfanne heiß anbraten, im eigenen Saft mit Deckel 15 Min. dünsten
Variante: Statt Oregano 1 Bund Giersch oder 6 Blatt Gundelrebe oder 1 Zweig Minze verwenden

Straußenfilet mit Pilzen der Saison

Strauß (gehört zum Fleisch) gibt es gefroren, aber man muss darauf achten, dass man ihn pur bekommt – ohne Gewürze, Fleisch auftauen, gründlich abtrocknen und in die heiße Pfanne geben
Wenn es von der Unterseite angebraten ist, gibt man die vorbereiteten Pilze dazu und legt einen Deckel auf die Pfanne
Nach 15 Min. sanftem Garen auf dem Teller anrichten und mit Schnittlauch oder grünem Knoblauch, Bärlauch oder Knoblauchrauke, Salz und Pfeffer bestreuen

Sauerbraten (Rheinländische Spezialität)

Mageres Rindfleisch in einen Sud aus Balsamico und Wasser zu gleichen Teilen, Lorbeerblatt, Nelken, Wacholderbeeren, Kümmel, Pfeffer- und Senfkörner einlegen, das Fleisch muss bedeckt sein
Mehrere Tage im Kühlschrank ziehen lassen, ab und zu wenden
Braten aus dem Sud nehmen und abtrocknen, im Topf mit etwas Sud garen oder nach der Methode „Sanft garen" (siehe S. 27) zubereiten
Dazu passen herzhaften Weiß- oder Spitzkohl, Rosenkohl, Brokkoli oder Rotkohl

Sauerkraut-Suppe mit Gehacktem

Gehacktes von Rind, Schwein oder Geflügel in der Pfanne fettfrei kräftig anbraten und dabei mehrfach wenden
Mit Wasser aufgießen und ca. 20 Min. garen
Sauerkraut fein schneiden und zum Schluss für 5 Min. dazugeben
Gut durchziehen lassen, mit Salz und Gewürzen nach Wahl abschmecken
Variante: So schmeckt auch Grünkohl prima, den man direkt nach dem Anbraten zufügt

Schweinefleisch süßsauer

$^1/_3$ Essig mit $^2/_3$ Wasser mischen, dazu 1 TL getrocknetes oder 3 TL frisches Bohnenkraut
Das klein geschnittene Fleisch bis zu 3 Tagen darin einlegen
Fleisch in einem Teil des Suds sanft garen
Wenn das Fleisch gar ist, evtl. zu viel Sud abgießen, den Rest mit pürierter Papaya (Obstportion) mischen

Gemüse-Schinken-Sandwich

Eine hauchdünne Scheibe gekochten Sellerie mit gekochtem Schinken belegen
Darauf ein dicke Schicht klein geschnittenen Rucola
Noch eine Scheibe Sellerie darauf, evtl. mit Zahnstochern zusammenhalten
In der Pfanne mit etwas Wasser bei geschlossenem Deckel erwärmen
Variante: Sellerie nicht kochen, sondern roh verwenden und kalt servieren

Kleine Schweineschnitzel

Essig, Salz, Rosmarin und Kurkuma zu einer Marinade verrühren
Frischen Knoblauch in Scheiben sofort mit der Marinade mischen
Dünne Schnitzelchen darin wenden und einige Stunden ziehen lassen
Knoblauchscheibchen an die Seite legen, nicht mitbraten
In einer sehr heißen Pfanne Schnitzelchen von jeder Seite 1-2 Min. braten, sofort servieren und den Knoblauch und die Marinade dazugeben

Sommerlicher Roastbeefkranz

Dünne Scheiben von Roastbeef als Kranz an den Tellerrand legen
Scheiben von Gurke, Tomate, Oliven in die Mitte geben
Mit Salz, Rucola, Basilikum und Schnittlauch bestreuen
Variante: Gehackter Bärlauch ist eine würzige Alternative

Carpaccio im Frühling

Dünne Scheiben von Carpaccio als Kranz an den Tellerrand legen
Frische Blätter von Löwenzahn, Giersch und Bärlauch fein schneiden
½ Tomate, Zwiebel und Gurke fein gewürfelt dazugeben
Mit Salz und Essig gut mischen
1 Scheibe gekrümeltes Knäckebrot in der blanken heißen Pfanne kurz anrösten und über den Salat geben

Lamm auf Kräuterbett

In eine Auflaufform Rosmarin, Thymian, Minze und Salbei geben
Lammfleisch mit frischem Knoblauch einreiben, darauf legen
Bei geschlossenem Deckel im vorgeheizten Backofen bei 80 Grad sanft garen, je 1 cm Fleischdicke braucht das ca. 30-45 Minuten

Meeresfrüchte

Muscheln lassen sich warm oder kalt zubereiten. Krabben und dergleichen kann man als Beilage in eine Suppe oder zu einem Salat geben. Doch auch in der Pfanne mit Gemüse und kräftig gewürzt schmecken sie prima.

Krabben werden vor dem Einfrieren mit Wasser behandelt, weil sie dann besser einzufrieren sind. Beim Gewicht muss man wissen, dass 500 g tief gefrorene Krabben aufgetaut nur 250 g sind.

Löwenzahnsalat mit Krabben, Eiern oder Feta

Pro Person 1 Handvoll Löwenzahnblätter mit Knospen fein schneiden
1 Dose Krabben in Salzlake – abgetropft
Oliven, Paprika und Gewürzgurke oder Tomate – klein gewürfelt darüber geben
Variante: Statt Krabben entweder hart gekochte Eier oder Feta bzw. Ziegenfrischkäse nehmen

Artischocken mit Muscheln oder Fisch

Artischocken in Wasser abtropfen, auf Küchenkrepp trocknen lassen
Fein gehackte Zwiebel und Knoblauchzehen in der Pfanne braten
Muscheln (aus dem Glas oder tiefgekühlt) dazugeben, bis diese warm oder gar sind
Zum Schluss die Artischocken kurz dazugeben und alles vorsichtig mischen
Wenn sich zu viel Sud bildet, mit fein gebröseltem Knäckebrot binden
Mit Salz abschmecken und mit gehackter Petersilie bestreuen
Variante: Statt Muscheln können auch andere Meeresfrüchte oder Fisch verwendet werden.

Muscheln in Gemüsesuppe

Frische Muscheln unter fließendem Wasser bürsten oder Tiefkühlware verwenden
Gemüsebrühe mit Lauch, Möhre, Sellerie Zwiebel mit den Muscheln kalt aufsetzen und 5 Min. kräftig kochen
Bei kleiner Hitze ziehen lassen, bis die Schalen sich geöffnet haben oder die gefrorenen Muscheln weich sind

Cremesuppe mit Krabben

Pro Portion ¼ l Wasser oder Gemüsebrühe mit einer fein gebröselten Scheibe Roggenknäcke kurz kochen (bei der Tagesration berücksichtigen), mit dem Mixstab gründlich pürieren
Anschließend Gemüse nach Wahl darin garen
Eine Portion abgetropfte Krabben am Ende dazugeben
Mit viel fein gehacktem Dill bestreuen und heiß servieren
Statt Dill Kerbel, Sauerampfer, Giersch oder Bärenklau verwenden

Avocado mit Krabben
½ weiche Avocado (80 g) aushöhlen
Mit Balsamico, Salz und frischem Knoblauch pürieren
Gewürfelte ½ Tomate, so wie die abgetropften Krabben darunter geben
Wieder in die Schale füllen und auf Salatblättern anrichten

Garnele in Papayasoße
Papaya (Obstportion) mit Knoblauch, Curry und frischem Oregano pürieren
Garnelen in Pfanne oder Grill ca. 2 Min. pro Seite garen, Soße dazugeben, auf knackigem Salat anrichten und mit einer Oreganoblüten garnieren

Garnelen mit Mango
Küchenfertige Garnelen (frisch oder aufgetaut), ½ Mango, nicht zu reif, in mundgerechten Stücken kurz in der Pfanne braten
Pfeffer mit etwas Salzwasser mischen, Garnelen und Mango warm hineingeben und ziehen lassen
Auf Salatblättern anrichten und sofort servieren

Zuchinisalat mit Gambas
Kleine feste Zucchini in sehr feine Scheiben hobeln
½ Tomate sehr fein würfeln
Mit Salz, Pfeffer, Essig und evtl. etwas Wasser 30 Min. marinieren
Schnittlauch und Basilikum fein hacken und dazugeben
Geschälte Gambas kurz blanchieren, mit Salz und Pfeffer würzen und auf dem Zucchinisalat anrichten
Variante: Statt der oben genannten Kräuter frische Melde und Kresse

Blumenkohl mit Krabben
Blumenkohl und Brokkoli halb und halb in kleine Röschen pflücken und bissfest dünsten
Krabben aus der Dose die letzten 5 Min. dazugeben
Mit frischem Dill und Salz würzen
Alles vorsichtig mischen und heiß oder kalt servieren

Gurkensuppe mit Shrimps

Salatgurke schälen, die weichen Kerne herauskratzen und die Gurke würfeln, mit Zwiebel in Salzwasser ca. 20 Min. garen
Knoblauch frisch dazu pressen
Shrimps (aus der Dose) dazugeben und mit viel Dill und Kerbel mischen
Jede Portion mit einer Gurkenscheibe und einem Sträußchen Kresse anrichten
Variante: Borretsch, Dill oder Kresse- oder Löwenzahnblüten oder Rosenblütenblätter, Gänseblümchen zum Garnieren verwenden

Muscheln aus dem Eis

Suppengemüse in wenig Salzwasser dünsten
Muscheln in etwas Weißwein garen, Sud von beidem durchseihen
Evtl. salzen und pfeffern, als Brühe in einer Tasse dazu servieren
Auf den Teller zuerst Gemüse geben, Muscheln obendrauf legen

Übergang in die gelockerte Phase

Nach den strengen 14 Tagen sollte jeder beginnen, ein kalt geschlagenes Öl dazu zunehmen. Wer viel abnehmen muss, sollte mit 1 EL pro Tag beginnen. Man soll das gute Öl möglichst nicht erhitzen, sondern frisch zu Salat oder Gemüse geben. Wer dies verträgt und dabei weiter abnimmt, kann die Menge bis auf 3 EL pro Tag steigern. Gute Fette unterstützen die Regeneration des Stoffwechsels. Qualitativ hochwertiges Öl aktiviert die Schilddrüse und enthält wichtige Mineralien.

Essenzielle Fettsäuren sind ungesättigte Fettsäuren. Sie sind lebensnotwendig, denn der Körper kann sie nicht selbst herstellen. Man muss sie täglich zuführen. Durch Rapsöl, Leinöl oder Hanföl ist das möglich. Andere Öle decken den Bedarf an Omega-3-Fettsäuren nicht. Um die Tagesmenge der essenziellen Fettsäuren abzudecken, gibt es ein ideal gemischtes Öl[8].

Die Nahrungsmittel der Gruppe 3 auf Ihrem persönlichen Plan können Sie ebenfalls nach 14 Tagen allmählich mit einbauen. Ich empfehle, nur alle vier Tage ein neues Nahrungsmittel auszu-

---

[8] *aktiv 3 plus 6* von www.alvia.de

probieren. Sollte der Organismus irgendetwas noch nicht vertragen, so kann er sich in drei Tagen wieder erholen und ist bereit, sich mit einem neuen Nahrungsmittel anzufreunden.

Wenn wir zu viel auf einmal verändern, überfordern wir uns. Das gilt beim Essen ebenso wie bei allen anderen Veränderungen. Je mehr wir uns an das halten, was wir gut vertragen, desto stabiler wird unser Stoffwechsel. So können wir mit der Zeit manche Nahrungsmittel wieder vertragen, die wir zuvor meiden mussten.

Vorsicht bei den Mengen: Man muss sich mindestens 14 Tage ganz streng an die Nahrungsmittel Liste halten. Je länger man sich genau daran hält, desto größer ist der Erfolg. Bei Teilnehmern, die sehr viel Gewicht verlieren wollen, ist es sinnvoll, nach den ersten 10-15 kg Abnahme eine drei- bis vierwöchige Pause einzulegen und anschließend wieder in den Plan einzusteigen. Man sollte sich so lange an den Plan halten, bis das Zielgewicht erreicht ist oder die vorhandenen Symptome deutlich in den Hintergrund getreten sind.

Meist hört man irgendwann auf, seine Nahrungsmittel zu wiegen. Doch es lohnt sich, ab und zu zur eigenen Kontrolle mal wieder alles genau zu wiegen. Häufig werden die Nahrungsmengen nämlich wieder zu groß – selten auch zu klein – und man kann dann sein Gewicht nicht mehr so gut halten oder es fehlt an Energie. Es kann aber auch sein, dass man so aktiv geworden ist, dass einem die größeren Mengen bekommen.

Verdauungsprobleme: Es gibt einige Teilnehmer, deren Verdauung lange Zeit braucht, bis sie wieder gut funktioniert. Reichlich Wasser trinken ist die wichtigste Regel. Im Darm sitzt unser Bauchgehirn und es braucht seine Zeit, um sich zu regenerieren. Ruhe und Schlaf helfen dem Darm. Wenn wir unter Stress stehen, kann er sich nicht entleeren! Regelmäßige Gewohnheiten helfen manchmal.

Magnesium und Vitamin C: Um die gesamte Gesundheit und die Verdauung dauerhaft zu fördern kann man nach folgendem preiswerten und wirkungsvollen Rezept vorgehen: Magnesium chloratum und Ascorbinsäure in der Apotheke als Pulver bestellen. ½ Teelöffel von beiden in einem großes Glas Wasser auflösen und bis zu 3 x täglich trinken. Wer Durchfall bekommt, sollte nur 1 oder 2 Gläser davon trinken. Besonders abends getrunken unterstützt es die Leber und den Stoffwechsel.

Erdmandelflocken: Nach der strengen Umstellungsphase kann man Erdmandelflocken (Chufanüssli) zum Müsli geben. Sie schmecken nussig und sind etwas körnig. Gut für die, die gerne etwas zu kauen haben. Erdmandelflocken haben einen hohen Ballaststoffanteil und regen die Verdauung an. Zu Mahlzeiten mit Erdmandelflocken nimmt man kein Brot oder Knäckebrot. Ballaststoffe fördern die Verdauung, binden aber leider auch Vitamine und Mineralien. Man sollte sie nicht über einen langen Zeitraum einsetzen. 2 EL Erdmandelflocken pro Tag nicht überschreiten!

Man kann mit Erdmandelflocken wunderbar ein Gemüse-Omelett zubereiten. Unter die Eier werden 2 EL untergeschlagen und über das Gemüse (Möhren, Zucchini, Gurke, Kürbis) in der Pfanne gegossen. Mit Deckel bei kleiner Hitze stocken lassen!

Individuelle Vielfalt: Je besser es einem geht, desto mehr sollte man all die Nahrungsmittel ausprobieren, auf die man Appetit hat. Doch häufig hat sich der Geschmack verändert und Dinge, die man früher gerne gegessen hat, schmecken einem nicht mehr. Deshalb ist es gerade in der gelockerten Phase sehr wichtig, sich und seinen Körper genau zu beobachten und auf ihn zu hören. Durch eine gelungene Stoffwechselregulation kann der Appetit wieder zum natürlichen Zeichen des Körpers werden.

Kochen mit Wein: Nach der strengen Phase kann man Gemüse, Fleisch und Fisch sehr gut mit Wein angießen. Der Alkohol verkocht und zurück bleibt die milde Säure als Aroma. Das Zuviel an Sud gebe ich über das Gemüse oder nehme es als Grundlage für Salatsoße. Wein eignet sich zusammen mit Gewürzen und Kräutern auch zu Marinaden für Wild oder anderes Fleisch.

Kochen mit Kokosmilch: Kokosmilch zählt zum Fett. Mit Kokosmilch wird in der asiatischen Küche gerne gekocht. Man kann Suppen damit zubereiten oder Speisen verfeinern.

Vielfalt beim Eiweiß: Da wir unseren Stoffwechsel fit halten wollen, sollten wir nur sehr selten Eiweiß mischen. Im normalen Alltag beschränken wir uns weiterhin auf eine Sorte Eiweiß zu einer

Mahlzeit und drei unterschiedlichen Eiweißsorten pro Tag. So haben wir Abwechslung und Vielfalt gleichermaßen.

Wem es gut geht, der kann vorsichtig und selten Eiweißsorten ausprobieren, die nicht im Plan stehen. So kann man die Körnermischungen zum Beispiel austauschen oder Sojajoghurt durch Joghurt ersetzen. Statt Wildreis mit Austernpilzen kann man nur Austernpilze als Eiweißportion nehmen. Es ist wichtig, auf die Körpersignale zu achten und Lebensmittel, die man nicht verträgt, noch für einige Zeit zu meiden. Man kann es nach Wochen oder Monaten wieder einmal mit so einem Lebensmittel versuchen. Irgendwann verträgt man es auch wieder.

Schummeln und genießen: Schummelmahlzeiten oder Schummeltage sollten immer eine schöne Ausnahme bleiben und nicht wieder zur Regel werden. Doch wenn wir schummeln, sollten wir es mit Freude tun. Die sinnlichen Freuden beim Essen und Trinken gehören zu unseren natürlichen Grundbedürfnissen. Der Genuss des Essens steht im Vordergrund und nicht der Verzicht. Wer mit Freude und Genuss isst und trinkt, verdaut auch besser.

Kaffee und Schokolade: Kaffee sollte weiterhin schwarz getrunken werden, denn so können die enthaltenen Bitterstoffe ihre gesunde Wirkung voll entfalten. Schokolade mit mindestens 70 % Kakaoanteil und frei von Milch kann ab und zu als Nachtisch gegessen werden. Dann lässt man das Obst weg. Eine besondere leckere Delikatesse sind Bitterstern Trüffel mit Hildegardkräutern[9]

Getränke: Frucht- und Gemüsesäfte sind keine Getränke, sondern Nahrungsmittel. Kaffee, Tee, Limonaden, Ingwer- oder Zimtwasser enthalten Nährstoffe und müssen, im Gegensatz zu reinem Wasser, verstoffwechselt werden. Deswegen zählen solche Getränke nicht zur täglichen Trinkmenge.

Bier beeinflusst durch seinen Kohlehydrat- und Malzanteil den Insulinspiegel, ähnlich wie Likör durch Zucker. Wein schlägt da wesentlich weniger ins Gewicht. Er enthält Zucker, Säuren, Mineralstoffe, Spurenelemente, Vitamine und Aromastoffe, außerdem

---

[9] www.schoko-stern-hfr.de

wichtige antioxidative Phenole.[10] Selbstverständlich kann man sich das nur leisten, wenn man nicht in einer Phase des Abnehmens oder alkoholkrank ist oder andere gesundheitliche Probleme oder Medikamente dagegen sprechen.

Wieder in die Spur kommen: Nach jeder Schummel(mahl)zeit ist es wichtig, wieder in seine guten Gewohnheiten zurückzufinden. Wir sollen uns auch im Nachhinein nicht mit Selbstvorwürfen belasten, selbst wenn das Gewicht mal kurzfristig hochschnellt. Stattdessen ist es hilfreich, immer wieder neu zu beginnen. Ich habe dreimal täglich die Möglichkeit, genau das zu essen, was mir gut bekommt. Außerdem habe ich an jedem neuen Tag die Möglichkeit, die fünf Stunden Pause einzuhalten und so meinen Fettstoffwechsel anzuregen. Irgendwann wird es dann selbstverständlich, dass ich mal genieße und anschließend wie von selbst wieder nur das esse, was ich brauche.

Marmeladen und Gelees: Marmeladen und Gelees in Supermärkten werden überwiegend aus minderwertigen Obstresten hergestellt. Oft werden Apfeltrester und Sägemehl (kein Druckfehler) verwendet, mit künstlichem Fruchtaroma, Farbe und dergleichen geschönt und das gilt dann als Fruchtaufstrich. Auf solche Ware verzichte ich gerne! Es ist wesentlich gesünder, frisches Obst in der Saison zu kaufen und für den eigenen Bedarf ein wenig Marmelade zu kochen. Weitere Abwechslung bieten selbst gemachte Blüten- oder Kräutergelees und Chutneys. [11]

Zum Frühstück nehme ich statt Obst häufig 1-2 EL Marmelade in Joghurt oder zu Sojamilch mit Haferflocken. Brombeermarmelade eignet sich zum Abschmecken von Rotkohl, Minzgelee zu Wild und Lamm, Fruchtiges zur Salatsoße, Taglilienchutney zu Schweinefleisch süßsauer.

Erhaltungsphase und Nahrungsmengen: Wenn man in die 4 Phase – die Erhaltungsphase – kommt, kann man die Mengen um bis zu 25% pro Woche erhöhen. Die Verhältnisse von Eiweiß, Gemüse, Brot und Obst sollten jedoch erhalten bleiben – also Eiweiß, Gemüse

---

[10] Nach dem Buch von Dr. Nicolai Worm: Täglich Wein

[11] Rezepte dazu findet man in Rahel Bürger-Rasquin: Meine wilde Freude

und Obst um jeweils bis zu 25% erhöhen. Manche Teilnehmer erhöhen bis zu 50% und nehmen nicht zu, andere dürfen gar nicht erhöhen, wenn sie ihr Gewicht halten wollen. Für körperlich arbeitende Menschen, Sportler und für Menschen, die nicht abnehmen müssen, ist das wichtig. Andere können bei ihren bisherigen Mengen bleiben.

Nüsse: In der Erhaltungsphase, wenn sich ein entsprechendes Wohlbefinden eingestellt hat, kann man aus anderen Eiweißgruppen wählen. Auch so viele Nüsse, wie in die eigene hohle Hand passen, sind eine angemessene Eiweißportion. Man kann Nüsse nach Geschmack und Verträglichkeit mischen und gesalzen oder geröstet dürfen sie auch sein.

Nudeln und Reis und dergleichen können in kleinen Mengen und nicht zu jeder Mahlzeit gegessen werden. Auf diese Weise schließt man sich nicht ständig vom normalen Essen aus. Gleichzeitig hält man sich überwiegend an die Grundregeln.

Kartoffeln kann man in der Erhaltungsphase, entweder als Gemüseanteil ab und zu essen, oder man verwendet sie im Zusammenhang mit Ei als Eiweißgruppe.

Ab und zu eine strenge Phase: Nach Weihnachten oder nach einer Zeit mit vielen Einladungen und Festen hat fast jeder ein paar Kilo zugenommen. Es lohnt sich, ein bis zweimal im Jahr die strengen 14 Tage genau nach seinem individuellen Plan zu wiederholen. So bringt man seinen Stoffwechsel wieder in Schwung. Außerdem stärkt es die guten Gewohnheiten, die man bei der Stoffwechselregulation schon gelernt hat.

Literaturverzeichnis

Aichele, Dietmar, Golte-Bechtle, Marianne: **Was blüht denn da?** Stuttgart°2005.
AID, Verbraucherdienst: **Kennwort Lebensmittel**, Ein Handbuch für den täglichen Einkauf, Bonn, Köln 1994.
Aichele, Dietmar, Golte-Bechtle, Marianne: **Was blüht denn da?** Stuttgart°2005.
Aschenbrenner, Eva: **Der Wildkräutergang durchs Jahr**, Wessobrunn°2000.
Becker, Klaus; Hohn, Stefan: **Farbatlas Nutzpflanzen Mitteleuropas**, Stuttgart°2000.
Bürger-Rasquin, Rahel: **Schlank und Gesund**, Norderstedt°2008.
Bürger-Rasquin, Rahel: **Aus Gottes großer Gärtnerei**, Blätter und Blüten lecker verarbeiten, 2. überarbeitete Auflage, Pulheim 2006.
Blaurock-Busch, Eleonore: **Allergien**, Selbst erkennen und selbst behandeln, München 1993.
Bown, Deni: **Kräuter Enzyklopädie**, Köln 1995.
Carstensen, Hartwig, Dr. med.: **Vorsicht Glukosesirup!** in: Naturarzt, 4/2003.
Couplan, Francois: **Wildpflanzen für die Küche**, Aarau°1998.
Della Beffa, Maria Teresa: **Kräuter**, Klagenfurt, 2004.
Dr. Oetker, Hrsg.: **Sanft garen mit der 80-Grad Methode**, Bielefeld 2004.
Dumaine, Jean-Marie: **Meine Wildpflanzenküche**, München°2005.
Engel, Jeanette, Hrsg.: **Das Tofu Kochbuch**, CH Lenzburg, 2003.
Fischer-Reska, Hildegard: **Bitterstoffe,** München, 2006.
Fleischhauer, Steffen Guido: **Enzyklopädie der essbaren Wildpflanzen**, München 2004.
Funfack, Wolf, Dr. med.: **Metabolic Balance®, Die Diät,** Schluss mit Hungerkuren! Das individuelle Ernährungsprogramm zum gesunden Körpergewicht. München 2005.
Funfack, Wolf, Dr. med.: **Metabolic Balance®, Das Kochbuch,** Überzeugend einfach! Das individuelle Ernährungsprogramm, München 2006.
Grimm, Hans-Ulrich: **Die Ernährungslüge**, München 2003.
Grimm, Hans-Ulrich: **Echt künstlich**, Stuttgart°2007.
Gööck, Roland: **Gewürze und Kräuter von A-Z**, Frankfurt a.M., 1976.
Gorys, Erhard: **Das neue Küchen Lexikon**, München 1999.
Graupe, Friedrich / Koller, Sepp: **Delikatessen aus Unkräutern**, München 1999.
Helm. Eve Marie: **Feld-Wald- und Wiesen-Kochbuch**, München 1988.
Hendel, Barbara, Dr. med. und Fereira, Peter: **Wasser & Salz**, Herrsching 2001.
Hohenberger, Eleonore, Dr.: **Gewürze und Küchenkräuter**, Augsburg. 1999.
Hyam, Mark, Dr.: **Die Megabolic-Diät**, München, 2008.
Klemme, Brigitte / Holtermann, Dirk: **Baumblättersalat**, Düsseldorf 1999.
Klemme, Brigitte / Holtermann, Dirk: **Delikatessen am Wegesrand**, Düsseldorf 1995.

Klemme, Brigitte / Holtermann, Dirk: **Un-Kräuter zum Genießen**, Düsseldorf 1996.
Könemann, (Hrsg.) FOOD GUIDE – Internationaler Lebensmittelkompass, Köln 1999.
Koschtschejew, A. K.: **Wildwachsende Pflanzen in unserer Ernährung**, Leipzig 1990.
Kreutner, Marie Luise: **Rezepte aus dem Blumengarten**, Genf 1976.
Laux, Helga und H.E.; Tode, Alfred: **Gewürzpflanzen**, Stuttgart, 1993.
Mayer, Elisabeth: **Wildfrüchte, -gemüse, -kräuter**, Graz 2001Lutz, Juliane: **60 Stunden bei 60 Grad**, in: Focus, 45/2004.
Niklas, Joachim, Dr.: **Wildgemüse Mehr als eine gesunde Alternative**, Stuttgart°1999.
Nowak, Bernd, Schulz, Bettina: **Tropische Früchte**, München 1998.
Pahlow, Manfried: **Kräuter und Wildfrüchte**, München, 1991.
Pollmer, Udo; Schmelzer-Sandtner, Brigitte: **Wohl bekomm's!** Was Sie vor dem Einkauf über Lebensmittel wissen sollten, Köln 2001.
Recht, Christine; Wetterwald, Max F.: **Ernte am Wegesrand**, Stuttgart°2002
Scherf, Gertrud: **Wildfrüchte und Wildkräuter**, München 2003.
Schwarz, Aljoscha; Schweppe, Ronald: **Heilen mit Gewürzen**, München 1996.
Schrot und Korn, Monatszeitung der BIO Läden, 2005, 2006.
Seitz, Paul, Dr.: **Küchen- und Duftkräuter**, Stuttgart, 1993.
Souci; Fachmann; Kraut: **Lebensmitteltabelle für die Praxis**, Stuttgart 1991.
Thomas, Karin, **Das Mosaik Gemüsebuch,** München 1984
Wilson, Anne: **Feine Kräuterküche**, Köln, 2004.
Worm, Nicolai, Dr. oec. troph.: **Täglich Wein**, München 2005
Worm, Nicolai, Dr. oec. troph.: **Syndrom X oder Ein Mammut auf den Teller,** Lünen 2004.
Zacker, Christina: **Kräuter & Gewürze**, Weyarn°1999.
Zellner, Anita: **Wildkräuter Wildfrüchte**, München 2004.

www.metabolic-balance.de
www.welt-der-vitamine.de/special/
www.quarks.de/essen/0303.htm
www.gesundheit.com/
www.was-wir-essen.de/
www.wikipedia.de
www.zusatzstoffe-online.de
www.passion4fruit.de
www.alvia.de
www.bitterstern.de

Weitere Bücher der Autorin

Meine wilde Freude

Wilkräuter: Blätter, Blüten und Früchte vielfaltig zubereiten

Wild wachsende Pflanzen sind gesund und lassen sich vielseitig und lecker verarbeiten. Mit dem Geschmack von wilden Pflanzen, Beeren, Blüten und Kräutern bekommen alltägliche Mahlzeiten mit wenig Aufwand eine ganz besondere Note. Einfache Grundrezepte zeigen Ihnen wie Sie z. B. Wildkräuter-Pesto, Sauerampfersuppe, Akaziengelee, Rosenlikör, Holunderessig oder Ebereschen Chutney zubereiten können. Diese köstlichen Zubereitungen können Sie auf vielfältige Weise jeden Tag nutzen. Rund 200 Rezepte regen Sie dazu an. Die meisten Rezepte sind für Allergiker und Vegetarier bestens geeignet. In der täglichen Nahrung können Wildpflanzen, Blüten und Wildfrüchte auf natürliche Weise ihre heilende Wirkung entfalten. Wer täglich eine Portion Wildkräuter isst, braucht weniger Vitamin- und Mineralstoffpräparate.

ISBN: 9783837041286 Paperback, ca. 130 Seiten, 14,80 €

Schlank und Gesund

Stoffwechselregulation durch individuelle Ernährung

Leicht verständlich erfahren Sie hier, wie Ihr Stoffwechsel funktioniert und was er braucht, um sich zu regenerieren. Das Wissen um Zusammenhänge motiviert Sie, Ihren Stoffwechsel zu unterstützen und dadurch Ihr Wohlbefinden dauerhaft zu steigern. Die eigenen Erfahrungen der Autorin und ihre klare Sprache vermitteln einfühlsam, wie Sie schlanker und gesünder werden und dabei an Lebensqualität gewinnen.

ISBN: 9783837010671, Paperback, 64 Seiten, 9,40 €

Mangelkrankheit Depression, Ermutigung zur Selbstheilung

Je früher man die Krankheit ernst nimmt, desto eher kann man ihre Botschaft verstehen und angemessen reagieren. Der jahrelange Mangel an lebensnotwendigen Nährstoffen lässt den Stoffwechsel entgleisen. Chemische Substanzen in Lebensmitteln haben ungeahnte Wirkungen auf Kopf- und Bauchgehirn. Depression ist inzwischen eine weit verbreitete Folgekrankheit. Der Körper ist krank und braucht dringend Hilfe. Eine ermutigende Fülle an Informationen, um Ihren Körper wieder ins Gleichgewicht zu bringen. So wachsen auch Ihrer Seele wieder Flügel. ISBN: 9783837016741, Paperback, 135 Seiten, 14,60 €